Meirong Pifu Kexue

美容美体与健康管理丛书

美容皮肤科学

刘波 主编　　　　王伟　韩秀萍 副主编

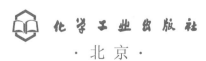
化学工业出版社
· 北京 ·

内容提要

全书分为十一章。前两章介绍了美容皮肤科学的基本知识、基本理论，主要对人体皮肤的解剖结构及生理功能等进行论述，将美容实践中涉及的皮肤基础知识完美结合；第三章和第四章主要阐述人体皮肤的检测与治疗技术，尤其对皮肤的新检测与治疗新药物、新技术进行了详细的论述；第五章至第十一章针对常见皮肤亚健康和损容性皮肤病的病因病理、诊疗、美容养护指导及预防指导进行了系统介绍，包括损容性皮肤病要求掌握的23个病种，这些病种均为医学美容临床常见、多发的损容性病症，并与国家中、高级美容师资格认证考试大纲的要求相衔接。书末附有常用西药外用制剂，方便学生参阅使用。

本书适合美容美体技术及医学美容技术等相关专业作为教材使用，也可作为美容师、美容讲师等美容从业人员的辅导与培训用书，同时还可供广大美容爱好工作者参考。

图书在版编目（CIP）数据

美容皮肤科学 / 刘波主编. —北京：化学工业出版社，2020.10（2025.1重印）

（美容美体与健康管理丛书）

ISBN 978-7-122-37454-7

Ⅰ．①美… Ⅱ．①刘… Ⅲ．①皮肤－美容术－教材

Ⅳ．①R622 ②R751

中国版本图书馆CIP数据核字（2020）第134153号

责任编辑：李彦玲　　　　　　　　　文字编辑：何金荣
责任校对：边　涛　　　　　　　　　装帧设计：王晓宇

出版发行：化学工业出版社（北京市东城区青年湖南街13号　邮政编码100011）
印　　装：河北延风印务有限公司
787mm×1092mm　1/16　印张12　彩插1　字数253千字
2025年1月北京第1版第5次印刷

购书咨询：010-64518888　　　　　　　售后服务：010-64518899
网　　址：http://www.cip.com.cn
凡购买本书，如有缺损质量问题，本社销售中心负责调换。

定　　价：45.00元

《美容美体与健康管理丛书》编委会

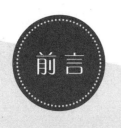

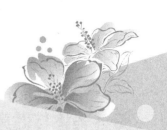

前言

随着社会的发展、进步，人们物质文化水平的提高，人们爱美、求美的愿望和要求也越来越强烈，标准也越来越高，对包括皮肤在内的美容理论及技术提出了更高的要求，尤其在医学美容领域，以医学、美学理论为指导，如何利用医学技术手段增进皮肤健美，以满足人们追求美的愿望，成为从事医学美容教育工作者的重要使命。美容皮肤科学作为一个新的医学美容分支学科，在医学美容技术应用和人才培养方面发挥着重要的作用。

本书将皮肤基础理论与应用技术、损容性皮肤病的美容养护技术与美容企业实践经验相结合，全面反映当前美容皮肤科学的发展趋势，包含了皮肤亚健康内容，包括毛孔粗大、黑眼圈、眼袋、敏感性皮肤以及皮肤老化的诊疗新技术。全书以章节为单元设计了美容养护措施等知识链接及美容案例分析，增强本书的可读性，利于增强学习效果。更好地为医学美容机构、美容化妆品企业及医学美容教育培训等部门培养学生，适应医学美容、美容保健、美容业经营管理及美容教育培训等工作的需要。

本书由辽东学院刘波主编，华辰生物科技有限公司王伟、辽东学院韩秀萍任副主编，华辰生物科技有限公司赵颖、冯晓玉、张鑫瑶、赵晓飞和辽东学院田新参编。所有作者都是长期从事美容皮肤临床、教学、科研的专业人员，有着丰富的皮肤理论知识和美容实践经验，为本书的科学性、实用性奠定了基础。本书具有内容翔实、涉及面广、针对性强、语言流畅、实用性强的特点。在编写过程中，编者参阅了大量相关资料，同时得到同行专家、部分美容企业的大力支持。虽然全体编写人员已尽心尽力，但限于时间紧迫，学术水平有限，再加上美容行业日新月异的发展，书稿会有许多疏漏之处，敬请各位同行及广大读者批评指正，在此表示真诚的感谢！

编　者

2020年6月

目录

第 四 章　美容皮肤的治疗

第 五 章　皮肤亚健康

第六章 化妆品皮肤病

第七章 变态反应性皮肤病

第 八 章　物理性皮肤病

第 九 章　色素障碍性皮肤病

第 十 章　皮肤附属器疾病

第十一章 皮肤良性肿瘤

第一章

绪 论

学习要点

美容皮肤科学的定义、性质、研究内容和主要任务；美容皮肤科学与相关学科的关系。

随着社会经济的发展、生活水平的提高，人们追求健美的愿望及对皮肤美容与保健的需求日益强烈，对包括皮肤在内的美容理论及技术提出了更高的要求。尤其在医学领域，以医学、美学理论为指导，如何利用医学技术手段增进皮肤健美，以满足人们追求美的愿望，成为医学工作者及医学美容教育培训部门的重要使命。美容皮肤科学作为一个新的医学学科分支，在医学美容技术应用和人才培养方面发挥着重要的作用。本章对美容皮肤科学的定义、性质、研究内容、国内发展概况以及与相关学科的关系进行了较系统的归纳和阐述，目的是使相关专业的学生及美容工作者对本门课程树立初步的印象，激发学习及研究的热情，为今后做好皮肤美容工作奠定基础。

一、美容皮肤科学概述

1. 定义

美容皮肤科学是皮肤科学的新兴分支学科，兴起较晚，目前国内外尚无明确和统一的认识，根据前期出版教材对其定义的理解，笔者归纳为：美容皮肤科学是运用医学及美学基本理论，以皮肤科学为基础，研究人体皮肤解剖、生理、病理特点及美学与审美基本规律，利用医学美容相关技术及手段，防治皮肤损美性病症，维护、修复、再塑人体皮肤健美，以增进人的生命活力美感和提高生命质量为目的的一门美容医学学科，是医学、美学、美容学、皮肤科学的有机结合。由此可知，美容皮肤科学研究的对象是人体皮肤的结构、功能、外观形态之美，并探讨维护、修复、再塑皮肤健美的医学美容技能和方法以及相关基础理论；以祛除疾病、调整皮肤组织结构与功能、保持和增进人体皮肤健美为主要目标。

2. 性质

随着美容医学在我国兴起，皮肤美容掀起热潮，美容皮肤科学的理论体系逐步形成。根据美容皮肤科学在医疗美容实践中发挥的重要作用，借鉴相关专著对其学科性质的探究，笔者概括为：美容皮肤科学既是医学美容学的一个分支学科和重要组成部分，也是皮肤科学的一个新的分支学科。美容皮肤科学的理论基础来源于医学与美学理论，临床基础来源于临床医学的皮肤科学及中医学的中医外科。因此，美容皮肤科学是运用医学美学的基本理论，将医学与美容医学相结合，以人体皮肤美学及皮肤科学为指导，采用医学方法和皮肤美容相关技术，维护和增进人体皮肤健美的一门新的医学分支学科。

3. 研究内容和主要任务

美容皮肤科学主要研究人体皮肤的解剖结构、组织形态、生理功能及人体皮肤的美学及审美理论，并研究常见损美性皮肤病的病因、诊断、用药指导及维护和增进人体皮肤健美的医学方法、美容养护技能及其相关理论。由于目前国内外尚无明确界定，借鉴相关教材编者的观点，将美容皮肤科学的研究内容和主要任务概括为以下几点：

（1）基础理论的研究与探讨　探讨研究美容皮肤科学的定义、性质、研究对象、研究内容及实施范围，加强对人体皮肤的美学意义、美学特点、美学要素及人体皮肤审美观的研究，开展对美容皮肤心理学及药物学等的研究，探讨美容皮肤科学的体系构建及其与医学、美学、美容医学等相关学科的关系，进一步研究美容皮肤科学的形成与发展。

（2）皮肤美容临床技能的培养 对颜面部、人体暴露部位等特别部位的皮肤组织所发生的损美性疾病及病症的防治，如痤疮、黄褐斑、扁平疣、汗管瘤、接触性皮炎等；对非病理性皮肤衰老及皮肤损美表征的修复、美化及养护，如皮肤粗糙、老化、皱纹等；对经过治疗后，功能得以恢复，但外观形态仍未完全恢复的皮肤缺陷的再处置，如外伤后的瘢痕、炎症后色素沉着或色素脱失等。

（3）美容专业人才培养及职业教育培训 作为医疗美容高等职业教育中的主干课程，在人才培养中发挥其应有的作用；对美容从业人员实施美容皮肤科学专业知识及职业技能的继续教育与培训。

（4）皮肤审美观及审美技能培养 对美容从业者、美容医疗机构医护人员实施皮肤审美观教育及审美素养、审美技能培养；对求医求美者在皮肤美容治疗的同时，实施心理美容咨询与引导，树立正确的皮肤审美观，建立良好的审美心理，提升审美能力。

二、美容皮肤科学与相关学科的关系

1. 与医学美学的关系

医学美学是应用美学的一般原理，研究医学人体美、医学审美、医学美感和在医学审美活动中所体现出来的一切美学现象及其发生、发展和变化规律的科学。医学美学的基本理论来源于美学的一般原理，具体研究医学中的美学问题，既具有医学属性，又具有美学属性，是医学与美学的有机结合。医学美学以医学美的现象为研究对象，主要内容包括医学美、医学人体美、医学审美（包括对人的生理、心理、病理测试为主要内容的审美意识、审美思维、审美方法、审美技术、审美标准与审美实施等）、医学美感（如医学美感的时代性、民族性、阶级性或阶层性和个体差异性等；各种医学分支学科中的美感特点和以医学为手段，维护、修复、再塑人体形态美与增进神态美的审美实施等）、医学审美教育（包括医学审美教育的特点、教育形式、方法及培养目标等）五个方面。美容皮肤科学既是医学分支学科之一，也是医学美学的一个重要应用分支学科，是在医学美学原理的指导下，对人体皮肤的美学、审美观、审美心理及审美思维方法等进行研究，以人体皮肤健美为目的的医学审美活动的具体实施。随着美容皮肤科学基本理论、基本知识、基本技能的逐渐完善和临床实践经验的积累，医学美学也将得到进一步丰富和完善。

2. 与皮肤科学的关系

皮肤科学是临床医学的重要学科之一。随着医学科学技术的发展，派生出许多新的分支学科，美容皮肤科学就是其中之一。美容皮肤科学源于皮肤科学，但二者又有一定的区别。

皮肤科学侧重研究疾病病因、病理及其发生发展规律，并且以皮科诊疗技术为主；美容皮肤科学则主要研究损美性皮肤病对人的心理、容貌和形体美的影响，以祛除疾病、调整皮肤功能与组织结构，提高美容心理素质，达到维护、改善、修复和再塑人体皮肤健美的目的，以增进人的生命活力美感、提高生命质量为主要实施目标。美容皮肤科学以皮肤科学的基本理论、基本技术为知识基础，还吸纳了皮肤外科学、皮肤美学、美容心理学及损美性皮肤病的中医药防治、美容养护技术等多学科知识，与传统的皮肤科学相比较，赋予了新的内涵。美容皮肤科学是皮肤科学的重要组成部分，同时也充实和发展了传统的皮肤科学。

3. 与医学美容学的关系

医学美容学是以医学美学为指导，以人体形式美的法则为基础，研究和运用医学技术、手段来维护、修复、塑造人体形态美和增进神态美的临床医学学科，是医学美学的临床应用分支学科。医学美容学以医学人体美为主要研究对象，以医学为手段，以美化人体为主要内容，以维护、修复、塑造和增进人体形态与神态美为主要目标，包括美容内科学、美容外科学、美容皮肤科学、美容牙科学、美容中医学、美容护理学、医学美容实用技术学等学科。医学美容学的理论来源于医学美学，其涵盖的医学美容技术来源于医学，但又接受医学美学的指导。可见医学美容学是临床医学与医学美学相结合的产物，也是临床医学的分支学科之一，其学科的基本目的与手段，均未超越临床医学。由上可见，美容皮肤科学是医学美容学的一个分支，医学美容学是美容皮肤科学的理论基础和临床实践的理论依据，美容皮肤科学是医学美学、医学美容学、皮肤科学三者相结合的产物。

三、美容皮肤科工作者的职业素质要求

作为皮肤美容师、美容皮肤科技师或医师，应具备良好的职业道德和业务素质，才能开展好工作。首先，要认真遵守国家法律法规，爱岗敬业；其次，要认真履行国家规定的医师及美容师执业过程中应履行的义务，具有较强的专业能力、广博的医学和美学知识及执着的科学精神，凭借扎实的基本理论、过硬的医疗美容技术，在美容实践中做好本职工作；另外，要具有强烈的人文情感、良好的沟通能力、充沛的精力以及健康的心理状态，具有对人类和社会生活的热爱与持久兴趣，对求美者有高度的同情心和责任感，诚实守信，相互尊重，在集体环境中有自觉的协调意识、合作精神和足够的灵活性，要有很好的服务意识。最终成为高素质、高技能的美容专业人才，在美容业的发展建设中发挥生力军作用。

复习思考题

1. 简述美容皮肤科学的定义和性质。

2. 美容皮肤科学的研究内容和主要任务有哪些方面？

3. 如何理解美容皮肤科学与各相关学科的关系？

第二章

人体皮肤的解剖结构及生理功能

学习要点

人体皮肤的解剖结构；表皮与真皮的组织结构及功能；皮下组织的构成；皮肤附属器的构成及功能；皮肤与美容相关的生理功能。

皮肤覆盖于人体表面，具有保护机体和自我修复的功能，能感受触、痛、痒、温度等感觉，是机体抵御病原体侵袭及各种机械性、物理性、化学性刺激的第一道防线，也是反映体内变化、传递外界信息的重要器官，是人体美的主要载体。

第一节　人体皮肤的解剖结构

皮肤的组织结构分三层，即表皮、真皮和皮下组织，其间含有丰富的神经、血管、淋巴管、皮肤附属器及肌肉组织（图2-1）。表皮来源于外胚层，真皮及皮下组织来源于中胚层。皮肤的毛发、指（趾）甲、皮脂腺、汗腺等结构是胚胎发生时由表皮衍生而成的，故称作皮肤附属器。皮肤的重量约占总体重的14%～16%，成人皮肤的总面积为1.5～2.0m²，是人体最大的器官。皮肤的厚度因年龄、性别、分布部位不同而有所差异，平均厚度在0.5～4.0mm之间（不包括皮下脂肪组织）；真皮的厚度是表皮的15～40倍。手掌、足跖等处皮肤较厚，眼睑、耳后等处皮肤较薄；儿童的皮肤比成人的薄，女性的皮肤比男性的薄。

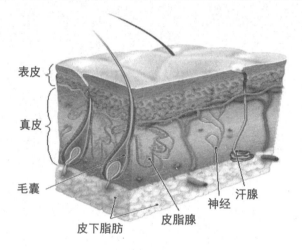

图2-1　皮肤解剖结构示意图

皮肤的颜色因种族、年龄、性别、部位及饮食营养的不同而有明显的个体差异。正常肤色主要由三种色调构成，即黑色、黄色、红色，分别表达皮肤色调的深浅、浓淡和隐显。其中，黑色由黑素颗粒的多少而定；黄色取决于角质层的厚薄及组织中胡萝卜素的含量；红色与微血管分布的疏密及其血流量有关。任何生理或病理性改变都会造成三种色调的紊乱失衡，出现皮肤色泽的变化，影响容貌外观。

皮肤表面有许多深浅、走向不一的细小沟纹称"皮沟"，由真皮纤维束的不同排列和牵拉所致。皮沟将皮肤表面划分为细长、较平行、略隆起的部分称为"皮嵴"，较深的皮沟又构成三角形、多边形或菱形的小区称"皮野"。皮嵴上分布的许多凹陷小孔，为汗腺开口。在关节处的皮肤特别是掌跖部、指（趾）外皮肤有明显的褶痕，称"屈痕"；指（趾）末端屈面的皮沟、皮嵴呈涡纹状，称"指（趾）纹"，其形态受遗传因素决定，终生不变，除同卵孪生者外，个体之间的指（趾）纹均有差异，故常作为个体鉴别的可靠依据之一。

此外，皮肤又分为有毛皮肤和无毛皮肤。唇红、乳头、龟头、包皮内侧、阴蒂、阴唇内侧、掌跖、指（趾）屈面及其末节伸面等处无毛，称为"无毛皮肤"；其他部位皮肤长有疏密不匀、长短不一的毛或毛发，称为"有毛皮肤"。指（趾）末节伸面有指（趾）甲。

一、表皮

表皮覆于机体表面，是皮肤的浅层，由外胚层分化而来，由角化的复层扁平上皮构成。因分布部位不同，表皮的厚薄也有不同，手掌和足底的表皮较厚，一般为0.8～1.5mm，其他部位厚约0.07～1.2mm。表皮细胞分两大类，即角质形成细胞和非角质形成细胞，后者散在分布于角质形成细胞之间，因形态呈树枝状突起，也称树枝状细胞，包括黑素细胞、朗格汉斯细胞、梅克尔细胞及未定类细胞。表皮是人体的第一道屏障，能保护机体免于不良因素的侵袭；表皮细胞有分化、更新的能力，对皮肤损伤的修复起重要作用，同时表皮是反映人体皮肤外观特征的重要指标，其更新代谢正常，皮肤就会展现柔软细腻、润泽光滑的美丽外观，使人尽显靓丽容颜。

1. 角质形成细胞

角质形成细胞又称"角朊细胞"，是表皮的主要细胞，约占表皮细胞的80%。该细胞代谢活跃，能连续不断地进行分化和更新，在分化、成熟的不同阶段，细胞的大小、形态及排列均有变化。分化过程中胞质内逐渐形成具有保护作用的角蛋白，最终形成富含角质蛋白的角质细胞层，完成了角质形成细胞的角化过程。根据角质形成细胞的分化和特点，将表皮由内到外依次分为五层，即基底层、棘层、颗粒层、透明层和角质层，基底层借助基膜与真皮连接（图2-2）。

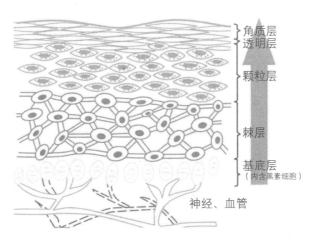

图2-2　表皮细胞模式图

（1）基底层　即基底细胞层，是表皮的最底层，附着于基底膜上，由单层矮柱状或立方状的细胞组成，与基底膜带垂直排列成栅栏状，与下方的真皮层呈锯齿状嵌合。表皮基底层与真皮之间为0.5~1.00μm厚的红染带，称"基底膜带"。此膜具有半渗透膜作用，真皮内分子量小于4万的营养物质可经此膜进入表皮，表皮的代谢产物亦可经此膜进入真皮。电镜下，可见相邻基底细胞间、基底细胞与棘细胞间靠桥粒连接，与基底膜带以半桥粒连接。基底细胞是未分裂的幼稚细胞（干细胞），有活跃的分裂能力，新生的细胞向浅层移动过程中逐渐分化形成表皮其余几层的细胞，故基底层又称"生发层"。正常表皮基底层细胞的分裂周期约13~19天，分裂后形成的细胞逐渐向上推移分化，由基底层移行至颗粒层约需14~42天，由颗粒层移行至角质层表面而脱落，又约需14天。故分裂后的细胞从基底层移行至角质层并脱落约需至少28天，此时间通常称作"角质形成细胞的通过时间"，又称"更替时间"。基底细胞是人体表皮细胞新陈代谢的补充及表皮组织修复再生的新生细胞的来源，因此外伤或手术中如果未完全损伤破坏基底细胞，表皮的皮损就可以很快修复，不留瘢痕。所以，基底层在表皮的不断更新和创伤修复中起重要作用。

（2）棘层　即棘细胞层，位于基底层之上，由4~10层体积较大的多边形细胞组成。细胞向四周伸出许多细短的突起，故称棘细胞。棘细胞内含有角质小体和角蛋白丝（张力丝），可增强表皮的黏合能力，以适应皮肤的牵拉、伸张等机械作用，并含有糖结合物、糖皮质激素、肾上腺素及其他内分泌受体和表皮生长因子受体等。初离基底层的棘细胞仍有分裂功能，可参与表皮损伤后的修复。

（3）颗粒层　即颗粒细胞层，位于棘层之上，由2~4层较扁平的梭形细胞组成。细胞质中含有许多大小不等、形状不规则、强嗜碱性的透明角质颗粒，故此层称颗粒层。颗粒没有界膜包被，呈致密均质状，沉积于成束的张力细丝间。颗粒层细胞有较多的角质小体，它们常与细胞膜融合，将磷脂类物质等内容物排除到细胞间隙内，使邻近细胞黏合，成多层膜状结构，构成阻止物质透过表皮的主要屏障。

（4）透明层　位于颗粒层上方，是角质层的前期，仅见于掌、跖等角质层较厚的表皮，由2~3层扁平细胞组成，无胞核，细胞界限不清，但紧密相连，有强折光性，故名"透明层"。胞质中有较多疏水的蛋白结合磷脂，与张力丝黏合在一起，因此透明层是防止水、电解质及相关化学物质通过的屏障。

（5）角质层　为表皮的最外层，由多层扁平角质细胞和角质层脂质组成。掌跖部角质层较厚，可达40~50层，其他部位多在5~15层。角质细胞扁平无核，结构模糊、角化、干硬，没有生物活性，常称为"死皮"。角质层细胞上下重叠，镶嵌排列组成板层状结构，非常坚韧，构成人体很重要的天然保护层，能够防御致病微生物的侵入，阻止水分与电解质的通过，抵抗外界摩擦，对一些理化因素如酸、碱、紫外线有一定耐受力。细胞间隙充满由脂质构成的膜状物，细胞间桥粒逐渐消失，因而细胞不断成片脱落，成为皮屑，同时又有新生角质细胞相继补充，不断的新陈代谢使表皮厚度保持相对稳定状态。若因生理性或病理性因素使表皮过度增厚或变薄，则可影响皮肤外观，若发生在面部则可直接导致容颜受损。

表皮由基底层到角质层的结构变化反映了角质形成细胞增殖、分化、移动和脱落的过程，同时也是细胞逐渐生成角质蛋白和角化的过程。细胞之间桥粒的位置不是僵硬不变的，新生角质细胞从基底层经棘层过渡至颗粒层的移动中，桥粒可以分离并重新形成，使角质形成细胞有规律地到达角质层而脱落。若细胞移动时间异常亦即表皮更新异常，就会导致一些皮肤病的发生（如银屑病时细胞移动速度大大加快，使得细胞角化不完全），进而破坏皮肤的健美，导致容颜受损。

2. 非角质形成细胞

（1）黑素细胞　　是生成黑色素的细胞，有树枝状突起，散在于表皮基底层与毛基质等处，因合成与分泌黑色素而得名，约占基底细胞的4%～10%，它们在身体各部位的数量有明显差别，在乳晕、腋窝、外生殖器部、会阴部等处较多。黑素细胞由胚胎早期的神经嵴发生，然后迁移到皮肤中。黑素细胞的主要特征是胞质中含有多个长圆形的黑素小体，当黑素小体充满黑色素后成为黑素颗粒，黑素颗粒迁移到细胞突起末端，然后转移到角质形成细胞的胞质中，因此黑素细胞中黑素颗粒很少，而角质形成细胞中却较多；每个黑素细胞借助树枝状突起伸向邻近的基底细胞和棘细胞，与大约30～36个角质形成细胞密切接触，形成表皮黑素单位，向表皮输送黑素颗粒。黑色素为棕黑色物质，是决定皮肤、毛发颜色的重要因素。细胞中黑素颗粒大小和含量的差异以及黑素细胞合成色素速度的不同，决定了不同种族和个体的皮肤、毛发呈现不同的颜色。黑种人的黑素颗粒多而大，分布于表皮全层；白种人的黑素颗粒少而小，主要分布于表皮基底层；黄种人则介于二者之间。黑素颗粒可吸收或散射紫外线，保护表皮深层细胞免遭紫外线辐射损伤。日光照射可促进黑色素的生成。黑素细胞功能异常会导致色素增加或减少性的皮肤病而影响皮肤美感。

（2）朗格汉斯细胞　　是一种来源于脾和骨髓的免疫活性细胞，约占表皮细胞的3%～8%，分散于表皮棘细胞之间及毛囊上皮内，亦见于口腔、扁桃体、咽部、食管、阴道、直肠的黏膜及真皮、淋巴结、胸腺等处，细胞分布密度因年龄、性别、部位而异。此细胞具有树枝状突起，性质与免疫系统的树突状细胞相似，细胞有多种表面标志。其特征是胞质内存在剖面呈杆状或网球拍状的特殊颗粒，称伯贝克颗粒，其意尚不了解。朗格汉斯细胞具有吞噬功能，并能识别、处理与传递抗原，参与多种异体移植的排斥反应，是一种对机体具有重要防御功能的免疫活性细胞。在皮肤良性上皮细胞肿瘤内朗格汉斯细胞数量常明显增多，而恶性肿瘤组织中朗格汉斯细胞明显减少。

（3）梅克尔细胞　　此细胞来源尚不清楚，一般认为来源于外胚层的神经嵴细胞，具有短指状突起，数量较少，呈扁平状，单个散在于基底细胞之间，多分布于掌跖、指趾、口腔、外生殖器等处皮肤或黏膜，亦可见于毛囊上皮。推测该细胞可能是一种感觉细胞，能产生神经介质，与感觉神经纤维构成细胞轴突复合体，接受机械性刺激而产生触刺感。

（4）未定类细胞　位于基底层，有树枝状突，来源与功能未定。既往认为它可能向朗格汉斯细胞或黑素细胞分化，故称未定类细胞。目前发现其一般结构与朗格汉斯细胞相似，且具相同的表面标记，但却未发现伯贝克颗粒，认为可能是未成熟的朗格汉斯细胞。

二、真皮

真皮位于表皮下方，通过基底膜带与表皮基底层细胞相嵌合，对表皮起支持作用。真皮来源于中胚层，属于不规则致密结缔组织，由纤维、基质和细胞组成，内含有血管、淋巴管、神经、肌肉、皮肤附属器等。真皮又分浅部的乳头层和深部的网状层，前者较薄，纤维细密，含有丰富的毛细血管和淋巴管，还有游离神经末梢和触觉小体；后者较厚，粗大的胶原纤维交织成网，并有许多弹力纤维，含有较大的血管、淋巴管和神经等。

1. 纤维

真皮内的纤维包括胶原纤维、弹力纤维和网状纤维。纤维组织的不同排列组合形成了皮肤表面的皮嵴（包括指、趾纹）。若程度较深的皮肤损伤破坏基底层及以下组织，真皮内纤维组织即会增生取代缺损组织，使皮面得以修复，但其不完全再生会引起瘢痕的出现。

（1）胶原纤维　新鲜时呈白色，有光泽，又名"白纤维"，是由胶原蛋白构成的原纤维经糖蛋白黏合而成的粗细不均的胶原纤维束，是真皮纤维中的主要成分，约占95%。浅部乳头层胶原纤维较细，方向不一；深部网状层胶原纤维变粗，集成粗束，与皮面平行交织成网。胶原纤维韧性大、抗拉力强，赋予皮肤张力和韧性，能抵御外界机械性损伤，保护皮肤，并且能储存大量水分，协同弹力纤维使皮肤呈现润泽、光滑、柔软弹性的外观表现。

（2）弹力纤维　新鲜状态下呈黄色，又名"黄纤维"，为细束状，由无定形弹力蛋白与微原纤维构成。在外力牵拉下，卷曲的弹性蛋白分子伸展拉长；除去外力后，弹性蛋白分子又回复为卷曲状态。弹力纤维富于弹性而韧性差，多与胶原纤维交织缠绕在一起，并环绕皮肤附属器与神经末梢。弹力纤维在乳头层与表皮垂直走向基底膜带，在网状层的排列方向则与胶原纤维束相同，与皮面平行，使胶原纤维束经牵拉后恢复原状，赋予皮肤弹性，对外界机械性损伤有防护作用。

（3）网状纤维　网状纤维呈黑色，较细，分支多，交织成网，是幼稚纤细的胶原纤维，纤维表面被覆蛋白多糖和糖蛋白。网状纤维多分布在结缔组织与其他组织交界处，如表皮下、毛囊、腺体、皮下脂肪细胞和毛细血管周围，在创伤愈合中或肉芽肿处可大量增生。

2. 基质

基质是一种无定形均质状物质，充填于纤维和细胞间。构成基质的大分子物质包括蛋白多糖和糖蛋白。蛋白多糖是由蛋白质与大量多糖结合而成，是基质的主要成分。其中多糖主要是透明质酸，其次是硫酸软骨素、硫酸角质素、硫酸乙酰肝素等。立体的蛋白多糖复合物形成有许多微细孔隙的分子筛，小于孔隙的水和溶于水的营养物、代谢产物、激素、气体分子等可以通过，便于血液与细胞之间进行物质交换；大于孔隙的大分子物质，以及细菌等，不能通过，使基质成为限制细菌扩散的防御屏障。基质具有亲水性，是各种水溶性物质及电解质等交换代谢的场所，并有参与细胞的增殖、分化及迁移等生物学作用。

3. 细胞

真皮中含有成纤维细胞、肥大细胞、组织细胞、淋巴细胞及少量真皮树突状细胞、噬黑素细胞、朗格汉斯细胞。成纤维细胞能产生胶原纤维、弹力纤维、网状纤维和基质，同时是皮肤组织深层损伤后的主要组织修复细胞。肥大细胞与变态反应有密切关系。肥大细胞合成和分泌多种生物活性物质，使微静脉及毛细血管扩张，通透性增加，称为过敏性介质。肥大细胞脱颗粒、释放介质是一种特异性反应。若机体受过敏原（如花粉、某些药物等）的刺激后，启动肥大细胞脱颗粒，释放其内容物，即会引起过敏反应，如皮肤荨麻疹、支气管哮喘等。

三、皮下组织

皮下组织位于真皮下，但与真皮之间界限不明显，深部与肌膜等组织相连。皮下组织由疏松结缔组织和脂肪小叶构成，脂肪小叶中含有脂肪细胞，脂肪细胞胞浆透明，含大量脂质，故皮下组织又称"皮下脂肪层"。此层内还含有汗腺、毛囊、血管、淋巴管及神经等。皮下组织的厚薄因营养状况及分布部位而异，并受内分泌调节，具有缓冲外力冲击、保温、储备能量、参与体内脂肪代谢等功能。若人体皮下脂肪过度沉积，可造成肥胖，影响形体美。

四、皮肤附属器

皮肤附属器由外胚层分化、表皮衍生而来，包括皮脂腺、小汗腺、顶泌汗腺、毛发、毛囊、指（趾）甲等。

1. 皮脂腺

皮脂腺能合成和分泌皮脂，位于立毛肌与真皮毛囊夹角之间，开口于毛囊上部，是由一个或几个囊状的腺泡与一个共同的短导管构成的泡状腺。立毛肌收缩可促进皮脂的排泄，属全浆分泌腺。其分布广泛，除掌跖与足背外遍布全身，但以头、面、胸背上部较密集，这些部位称"皮脂溢出部位"。有些皮脂腺直接开口于皮肤表面，称"独立皮脂腺"，分布于颊黏膜、唇红、乳晕、阴蒂、大小阴唇、包皮内板、龟头等处。皮脂腺腺体呈分叶状，没有腺腔，由多层细胞构成，外围一薄层基底膜带和结缔组织。成熟的腺细胞内充满大量脂质微滴，腺细胞解体破碎连同释出的脂质团块组成皮脂（称为"全浆分泌"），经过在毛囊上1/3处的开口进入毛囊，再由毛囊排至皮肤表面。独立存在的皮脂腺则经单独的导管开口，将皮脂排至皮面。皮脂是几种脂类的混合物，约50%是甘油三酯和甘油二酯，其次是胆固醇、蜡酯及鲨烯，并携带一些棒状杆菌、酵母菌、螨虫等常驻微生物。其分泌受性激素和肾上腺皮质激素的影响，青春期分泌活跃，具有润泽皮肤、毛发及杀菌作用。多数人体皮脂分泌量适中，女性绝经后及男性70岁后，皮脂分泌量会明显减少。皮脂分泌过多、过少或排泄不畅淤积均有碍美容。皮脂腺集中的地方是痤疮、酒渣鼻的好发部位。

2. 小汗腺

小汗腺又称"外泌汗腺"，具有分泌汗液、调节体温和电解质平衡、排泄机体代谢产物、保护和润泽皮肤的作用。除唇红、甲床、乳头、龟头、包皮内侧、阴蒂和小阴唇外，遍布全身，约160万~400万个，以足趾（600个/cm²）、腋窝、前额等处较多，背部较少（64个/cm²）。小汗腺属局浆分泌腺（汗腺细胞分泌汗液时，形态学上很难看到细胞质损失）。每个小汗腺可分为分泌部和导管部。分泌部位于真皮深层及皮下组织中，由单层细胞排列成管状，球形盘绕，外有肌上皮细胞及基底膜。小汗腺的分泌细胞有亮细胞和暗细胞两种，其中亮细胞稍大，胞质中含较多的糖原颗粒，为分泌汗液的主要细胞。小汗腺导管部也称"汗管"，由两层小立方形细胞构成，螺旋状上升，开口于皮嵴汗孔。表皮内的汗管细胞发生角化的过程早于表皮角质形成细胞，在颗粒层水平处即已完全角化。小汗腺分泌的汗液除大量水分，还有钠、钾、氯化物、尿素等，分泌功能受胆碱能神经和激素的控制，室温条件下排汗量少，称"不显性出汗"；气温升高到30℃以上时，排汗增多，称"显性出汗"；因刺激因素不同，又有温热性排汗、精神性排汗和味觉性排汗几种类型。

3. 顶泌汗腺

顶泌汗腺又名"大汗腺"，是较大的管状腺，腺体分泌部位于皮下组织内，由一层立方形或柱形分泌细胞排列成分枝管状，盘绕成团，外有肌上皮细胞及较厚的基底膜；其导管部分的组织结构与小汗腺相似，由两层细胞组成，螺旋状上升，开口于毛囊内皮脂腺开口的上部，少数直接开口于表皮。顶泌汗腺大小约为小汗腺的10倍，属顶浆分泌腺（腺细胞分泌时，富含分泌颗粒的细胞顶部突向腺腔，从细胞脱落，分解成为分泌物，这种分泌方式称为"顶浆分泌"），能合成与分泌乳样液。顶泌汗腺主要分布于腋窝、乳晕、脐窝、肛门及外阴等处。外耳道的耵聍腺、睑睫腺、乳腺属于变异的顶泌汗腺。顶泌汗腺的分泌受性激素影响，性成熟前呈静止状态，青春期后分泌旺盛。新鲜的顶泌汗腺分泌物为一种无菌、无臭、较黏稠的乳状液，除水分外，还含有蛋白质、糖类、脂类。顶泌汗腺分泌物本身无臭味，也无细菌，但分泌物被细菌分解后会产生特别的气味，当分泌过盛、气味过浓时，则会发生"狐臭"。

4. 毛发与毛囊

毛发是人体皮肤重要的附属器，由角化的表皮细胞变化而来，具有加强触觉感应、调节体温、抵御紫外线照射、机械性保护等重要作用。此外，其外形、色泽、长短是构成人体外在美的重要因素，在人的工作、社交、生活中有重要的美化作用，满头秀发可尽展人的气质和风度。

人体除唇红、掌跖、指（趾）末节伸面、乳头、龟头、包皮内侧、阴蒂及阴唇内侧无毛外，其余皮肤均附有毛发。按不同生理阶段及分布部位，毛发分为胎毛、终毛、毳毛三种。胎儿期毛发细软色淡，称胎毛；成熟期毛发粗长而黑，含有髓质，称终毛。终毛又分长毛和短毛，头发、胡须、阴毛和腋毛为长毛；眉毛、睫毛、鼻毛和外耳道毛为短毛。毳毛俗称"汗毛"，较细，无髓质，分布于面、颈、躯干、四肢等全身光滑皮肤。按毛发的基本结构又分为毛干、毛根、毛囊、毛球四部分。露出于皮肤以外的部分称毛干；在皮内的部分称毛根；包裹毛根的上皮和结缔组织形成的鞘称毛囊；毛根和毛囊的下部融合膨大部分称毛球；毛球底部向内突出的真皮组织称毛乳头，内含有神经、血管与结缔组织，为毛发与毛囊提供营养物质。毛乳头上部有一层柱状细胞称毛基质，间有黑素细胞，相当于表皮基底层，是毛发与毛囊的生长区。

毛囊由内根鞘、外根鞘和结缔组织鞘构成，含丰富的神经末梢，是灵敏的触觉感受器。分为上下两段、三个部分：毛囊口至皮脂腺开口处称毛囊漏斗部，皮脂腺开口处至立毛肌附着处称毛囊峡部，这两部分亦称毛囊的上段；以下为毛囊的下段，包括毛囊茎部与球部。在毛囊的稍下段有立毛肌，属平滑肌，受交感神经支配，立毛肌下端附着在毛囊下部，上端附着在真皮乳头层，神经紧张及寒冷可引起立毛肌的收缩，即所谓的起"鸡皮疙瘩"（图2-3）。

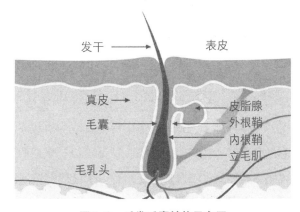

图2-3　毛发毛囊结构示意图

毛发的外形与民族、遗传、营养及相关疾病有关。常见的毛发形态有直形、卷曲形、螺旋形和波浪形。黄种人头发多为直形；黑种人头发多为卷曲形或螺旋形；白种人头发可为直形或波浪形。毛发的颜色与黑色素的含量有关。黄种人与黑种人是黑头发，黑色素含量相对较多；白种人是金黄色头发或灰白色头发，黑色素含量较少。

毛发的生长呈周期性，分为生长期、退行期、休止期三个阶段。不同部位的毛发由于生长期的长短不同，毛发的长短也不同。头发每日生长0.27~0.4mm，平均约0.37mm，生长期3~6年，退行期3~4周，休止期3~4个月，可长至95~150cm，脱落后再长新发。眉毛、睫毛较短，生长期不超过6个月。正常人有少量毛发脱落属生理现象，会有相等数量的新发生长，使人体毛发始终保持一定的数量。毛发的周期性生长受各种因素影响，其中激素的影响最明显，如雄激素可促进胡须、腋毛、阴毛的生长；甲状腺素缺乏时，毛发干燥、粗糙；甲状腺素过多时，毛发则细而柔软。此外，毛发的周期性生长与遗传及健康、营养、气候、环境等因素都有重要关系。

5. 指（趾）甲

指（趾）甲位于指（趾）末端伸侧，是由多层紧密的角化细胞形成的硬角蛋白性板状结构，分甲板和甲根两部分，外露部分称甲板或甲体，伸入近端皮肤中的部分称甲根。正常甲板为透明板状，略呈长方形，比较坚硬，能保护指（趾）末端，并能协助手指抓挤小物体，也是健康状态和某些疾病的外显标志；覆盖甲板周围的皮肤皱襞称甲襞；甲板与甲襞之间的沟称甲沟；甲板下组织是甲床；甲根之下和周围的上皮称甲母质，是甲的生长区；甲板近心端半月形淡白色区域称甲半月，是甲母质细胞层较厚所致。甲的生长呈持续性，成人指甲的生长速度约每日0.1mm，趾甲生长速度为其1/3～1/2。健康美丽的指（趾）甲平滑、亮泽、半透明，起装饰作用，是重要的美饰对象。疾病、营养状况、环境及生活习惯等可改变指（趾）甲的外观，甚至导致病变。

五、皮肤的血管、淋巴管、肌肉及神经

1. 皮肤的血管

皮肤的表皮内无血管，在真皮及皮下组织中分布着血管丛。皮肤的血管主要有三个丛：①深部大血管丛，动、静脉较粗大，并行排列在皮下组织深部；②真皮下血管丛，位于真皮下，其动、静脉分支供给腺体、毛囊、神经和肌肉的血流；③乳头下血管丛，位于真皮乳头下层，供给乳头内血流及表皮内营养物质。另外，皮肤内还含有能调节体温的血管结构，在指（趾）、耳郭、鼻尖等处真皮内有较多的动、静脉吻合，称血管球，当外界温度发生明显变化时，在神经支配下，球体可以扩张或收缩，改变、控制血流，从而调节体温。若某些致病因素导致皮肤血管病变，则可引起局部皮肤的红斑、红肿、皮疹等，损伤皮肤的健美。

2. 皮肤的淋巴管

皮肤的毛细淋巴管的盲端起源于真皮乳头的结缔组织间隙，与毛细血管伴行向下汇集成真皮浅层及深层淋巴管网，在皮下组织内形成较大的淋巴管，并与所属淋巴结连接。由于毛细淋巴管内的压力抵御毛细血管及其周围组织间隙，且通透性强，皮肤中的组织液、游走细胞、病理产物及细菌等均易进入淋巴管而到达淋巴结，有害物质在淋巴结内被吞噬消灭。

3. 皮肤的肌肉组织

皮肤的肌肉组织主要是平滑肌，如最常见的立毛肌，还有阴囊肌膜、腺体周围肌上皮、乳晕和血管壁等。面部表情肌和颈部颈阔肌属于横纹肌。

4. 皮肤的神经

皮肤内有丰富的神经末梢，分布于血管、腺体和平滑肌，调节腺体的分泌和平滑肌的收缩，感受触、压、痛、温度等各种刺激。皮肤的神经与中枢神经系统相连，分为感觉神经和

运动神经两大类。

（1）皮肤的感觉神经　皮肤的感觉神经末梢可分三类，即末端变细的游离神经末梢，主要分布到表皮下和毛囊周围；末端膨大的游离神经末梢，如手掌真皮中的Ruffini小体及与梅克尔细胞接触的神经盘等；有囊包裹的神经末梢，如生殖器真皮乳头内的Krause小体等。这些感觉神经可接受冷觉、压觉、痛觉、痒觉等。近年研究表明，皮肤神经传导的性能与神经纤维的粗细、有无髓鞘、传导速度等有关，如神经纤维直径小于5.5μm、无髓鞘、传导速度低（1m/s）的对不舒服的瘙痒感传导较好；神经纤维较粗、有髓鞘、传导速度较高（10~20m/s）的对轻触觉、轻压觉、刺痛觉、温度变化、自觉痒感传导较好。

（2）皮肤运动神经　皮肤运动神经来自交感神经的节后纤维，交感神经的肾上腺素能纤维支配立毛肌、血管、血管球、腺体的肌上皮细胞；交感神经的胆碱能纤维支配小汗腺分泌细胞。以土两种神经纤维可调控血管收缩、汗腺分泌及毛发竖立，但属不随意性神经；面神经支配面部横纹肌，可随意控制面部表情变化。

六、筋膜

筋膜分浅筋膜和深筋膜。浅筋膜位于皮下，又称皮下筋膜，由疏松结缔组织构成，其内含有脂肪、浅静脉、皮神经以及浅淋巴结和淋巴管等。脂肪的多少因身体部位、性别和营养状况不同而不同。临床常做的皮下注射，即将药液注入浅筋膜内。深筋膜位于浅筋膜深面，又称固有筋膜，由致密结缔组织构成，遍布全身且互相连续。深筋膜包被肌或肌群、腺体、大血管和神经等形成筋膜鞘。四肢的深筋膜伸入肌群之间与骨相连，分隔肌群，称肌间隔。

| 知识链接 |　　**面部皱纹**

面部皱纹可分为三大类：体位性皱纹、动力性皱纹和重力性皱纹。

（1）体位性皱纹　大都是颈阔肌长期伸缩的结果，主要出现在颈部。体位性皱纹的出现并非都是由于皮肤老化，但随着年龄的增长，横纹变得越来越深，会出现越来越多的皮肤老化性皱纹。

（2）动力性皱纹　是表情肌长期收缩的结果，主要表现在额肌的抬头纹、皱眉肌的眉间纹、眼轮匝肌的鱼尾纹、口轮匝肌的口角纹和唇部竖纹、颧大肌和上唇方肌的颊部斜纹等。

（3）重力性皱纹　主要是由于皮下组织脂肪、肌肉和骨骼萎缩，皮肤老化后，加上地球引力及重力的长期作用逐渐产生的。

另外，按照皱纹形成的病因可分为生理性皱纹、病理性皱纹、光照性皱纹及老化性皱纹等等。

第二节　人体皮肤与美容相关的生理功能

人体皮肤完整地覆盖于机体表面，是人体最大的器官，是人体与外界环境直接接触和抵御有害因素入侵的第一道防线，并不断地参与和完成机体的新陈代谢，同时自身不断地角化更新，具有很多特定的生理功能，对维护机体健康起着十分重要的作用。

一、皮肤的防护屏障功能

皮肤是机体内外环境之间的第一道屏障，一方面可防止体内水分、电解质和营养物质的丧失，另一方面能抵御外界环境中不良因素的侵袭，使体内各种组织和器官免受机械性、物理性、化学性或生物性因素的侵害，对维护机体内环境的相对稳定有很重要的作用。广义的皮肤屏障功能除了皮肤的物理性屏障作用，还包括色素屏障、神经屏障、免疫屏障以及其他与皮肤功能相关的许多方面；狭义的皮肤屏障功能通常指皮肤的物理性屏障（又称渗透屏障）功能。其物理性屏障功能具体体现在以下几个方面。

1. 防护机械性损伤

人体皮肤的表皮、真皮及皮下组织共同形成一个坚韧、柔软、具有一定张力和弹性的整体，像一道屏障，可有效地防护机械性损伤。表皮的角质层，质地柔韧而致密，经常摩擦、受压的部位形成胼胝，增强了对机械性刺激的耐受力；真皮层内的胶原纤维、弹力纤维和网状纤维相互交织如网，使皮肤具有一定的弹性和伸展性，抗拉能力增强；真皮下较厚、疏松的皮下脂肪层具有缓冲作用，能减低外力冲击和挤压，对皮肤及深部组织器官起到防护作用。皮肤对机械性损伤的防护能力因身体部位、年龄、性别及环境的不同而有所差异，如皮下脂肪层厚的部位、表皮角质层厚的部位防护能力较强。另外，在一定强度内，皮肤对外界的各种机械性刺激，如摩擦、牵拉、碰撞等，有一定的防御能力，当外界刺激太强烈时，还可以通过保护性的神经反射动作，回避外力刺激及冲击，避免损伤；一旦造成损伤，还能通过再生进行修复。可见皮肤防护功能是由皮肤各层组织与肌肉、神经等共同参与完成的。

2. 防护物理性损伤

正常情况下，人体皮肤对某些物理性的有害刺激如电、磁、紫外线等具有一定的屏蔽和防御作用，保护皮肤自身及机体组织器官免受损害。皮肤是电的不良导体，对电流的防御能力与电压高低及皮肤角质层含水量的多少等因素有关。角质层含水量越少，电阻越大，对电压、电流的阻抗能力越强，因此干燥的皮肤不易导电，而潮湿皮肤的电阻值只有干燥皮肤的电阻值的1/3，电阻变小，易受电击伤害。人体皮肤对光有反射和吸收的能力，皮肤表面的脂质、角质层、棘层、基底层及汗腺都能吸收和反射一部分紫外线。角质层可将大量日光反射出去，吸收大量的短波紫外线（波长180～280nm）；棘层和基底层则吸收长波紫外线（波长

320～400nm）。黑素细胞产生的黑色素是人体防卫紫外线的主要屏障，黑色素能阻止短波紫外线的进入，并清除紫外线进入人体后产生的自由基，从而对皮肤起到保护作用；而且当人体受到紫外线照射后，黑素细胞会产生更多的黑色素，并传递给基底细胞、棘细胞和角质形成细胞，进一步增强皮肤对紫外线照射的防护能力。

3. 防护化学性损害

皮肤角质层是有效防止多种外来化学物质进入体内的第一道防线。表皮的角质层细胞具有完整的脂质膜，富含角蛋白，有较强的斥水性及抗弱酸、弱碱的作用，能较好地防止水溶性物质、有害气体和其他有害物质的入侵。但这种防护作用是相对的，有些化学物质仍可通过皮肤进入体内，其弥散速度与化学物质的性质、浓度、在角质层的溶解度及角质层的厚度等因素有关。正常皮肤表面偏酸性，其pH值约为5.5～7.0，部分部位为4.0～9.6不等，因此皮肤对酸性或碱性物质有一定的中和或缓冲作用，防止其对机体的损伤。当皮肤受到浸渍、局部发生糜烂、溃疡或药物外用剂量过大、时间过长时，皮肤防御功能就会减弱或丧失，对化学物质或药物等吸收加强，而引起中毒。

4. 防御生物性损害

正常情况下，在皮肤角质层、毛囊、皮脂腺口漏斗部及汗管口寄生着许多微生物，在一定条件下可以形成致病性损害，伤及皮肤和机体组织。皮肤对生物性损害的防御作用主要有以下几个方面：致密的角质层和角质形成细胞之间通过桥粒结构镶嵌排列成板层状能机械性阻碍一些致病微生物的侵入；皮肤表面干燥和弱酸环境对微生物生长繁殖不利；皮脂腺分泌某些不饱和脂肪酸，如十一烯酸，可抑制真菌的繁殖；皮肤角质层的代谢脱落也有利于皮肤寄生微生物的清除。

5. 防止体液过度丢失

正常状态下，皮肤除了汗腺、皮脂腺分泌和排泄，角质层水分蒸发及脱屑外，营养物质及电解质等都不易通过皮肤角质层而丧失，这主要与皮肤角质层特殊的半通透性有关。成人每天通过皮肤丢失的水分约240～480mL（不显性出汗），如果角质层丧失，水分的丢失可增加10倍或更多，若烧伤等原因导致表皮丧失后，则体液会大量流失，故完整的皮肤可防止体液的丢失。

二、皮肤的吸收功能

人体皮肤虽有屏障防护作用，但不是绝对严密无通透性的，它能够有选择地吸收外界的营养物质。各种接触皮肤的固体、液体、微量气体等均可能经皮肤吸收。

1. 吸收途径

皮肤吸收功能主要通过角质层细胞、角质层细胞间隙和毛囊、皮脂腺及汗管口三条途径完成，其中以角质层细胞为主要吸收途径。如果角质层甚至全表皮丧失，物质也可通过真皮较完全地被吸收。外界物质（药物、营养物质等）通过皮肤吸收、渗透或透入，又叫"经皮吸收"，其在皮肤病的外用药物治疗及皮肤美容养护方面有着重要的意义。

2. 影响皮肤吸收功能的因素

（1）皮肤的结构和部位　皮肤的吸收能力与角质层的厚薄、完整性及其通透性有关，不同部位皮肤的吸收能力因角质层厚薄不同有很大差异，一般而言依次为阴囊＞前额＞下肢屈侧＞上臂屈侧＞前臂＞掌跖。婴儿皮肤角质层较薄，吸收能力强于成人；黏膜无角质层，吸收能力较强；皮肤有糜烂、溃疡等损伤时，屏障作用降低，经皮吸收能力也加强。以上情况在使用外用药时应加以注意。

（2）皮肤角质层的水合程度　皮肤角质层的水合程度越高，皮肤的吸收能力就越强。皮肤浸渍时可增强其吸收能力。药物外用时用塑料薄膜封包要比直接外用的吸收系数高100倍，这是封包后阻止了局部汗液和水分的蒸发，使角质层水合程度提高的结果。因此在医院或美容院使用封包式湿敷、外用软膏或外用塑料薄膜封裹可以加强物质成分吸收，可提高疾病治疗或皮肤养护效果。

（3）被吸收物质的理化性质　物质的理化性质对吸收率有着重要影响。完整皮肤只能吸收少量水分和微量气体；水溶性物质如维生素C、B族维生素、葡萄糖、蔗糖等不易被吸收，对电解质吸收也很少；对脂溶性物质吸收良好，如维生素A、维生素D、维生素K、某些性激素及部分糖皮质激素，可经毛囊、皮脂腺吸收。皮肤对油脂类物质有较好的吸收作用，如动物、植物及矿物油脂等，对油脂类物质吸收强弱顺序为：羊毛脂＞凡士林＞植物油＞液体石蜡。可见皮肤对动物脂肪的吸收能力较强，所以，貂油、羊毛脂、豚脂等对皮肤均有良好的滋养作用。皮肤对有机溶剂如二甲基亚砜、丙二醇、乙醚、氯仿等可增加皮肤渗透性的物质的吸收能力也较强。另外，皮肤对某些药物的吸收还受药物剂型的影响，同种物质不同剂型，皮肤的吸收率差距甚大。如软膏剂及硬膏剂可促进药物的吸收，霜剂次之，粉剂、水溶液则很少吸收。皮肤对某些金属元素，如铅、汞等，有一定的吸收能力。有些化妆品中含铅、汞成分，若长期涂擦，经皮肤吸收，蓄积后会造成中毒，出现黑斑、皮疹等。

（4）外界环境因素　环境温度升高可使皮肤血管扩张、血流速度增加，使透入组织细胞内的物质加快弥散，从而使皮肤吸收能力提高。按摩皮肤、敷热膜、蒸汽喷面等均可升高局部皮肤温度，促进营养物质的吸收。环境湿度也可影响皮肤对水分的吸收，当环境湿度增大时，角质层水合程度增加，使皮肤对水分的吸收减少，对其他物质的吸收能力增加。

|知识链接|　　　**封包疗法治疗损美性皮肤病**

　　封包是指采用无渗透作用的薄膜，或其他材料如保鲜膜、塑料袋、绷带、手套、医用辅料等，对涂敷药物的患处表面进行封闭式包裹，从而达到治疗目的的一种疗

法。其作用机制是涂敷药物的患处通过封包，可形成相对封闭的水合微系统，可以防止汗液挥发及药物挥发，增加局部皮肤湿度及药物湿度，提高皮肤对药物的吸收，提高药效；防止受污染及涂敷药物的患处污染环境。封包药物包括：抗角化药物（他扎罗汀、维A酸等）、促水合药物（如肝素）、皮质类固醇激素、保湿药（尿素霜等）、美白霜等，常用于治疗银屑病、黄褐斑、慢性肥厚性皮肤病、接触性皮炎、结节性痒疹、角化性湿疹、跖疣、甲癣、足癣等。封包结合湿敷引入美容院中，常用于皮肤保湿、美白、除皱等。

三、皮肤的分泌与排泄功能

皮肤的分泌和排泄功能主要通过汗腺和皮脂腺完成。汗腺包括小汗腺和顶泌汗腺（大汗腺），连同皮脂腺均为皮肤的附属器。

1. 小汗腺的分泌和排泄功能

小汗腺分泌汗液，除唇红、甲床、乳头、龟头、包皮内侧、阴蒂和小阴唇外，遍布全身。在正常室温下，只有少数小汗腺处于分泌活动状态，无明显出汗的感觉（又称"不显性出汗"），不易为人们所察觉；当环境温度高于30℃时，分泌性小汗腺增多，排汗增多，排汗明显，称为"显性出汗"。大脑皮质活动，如过度恐慌、兴奋等可引起掌、趾、额、颈等部位出汗，称"精神性出汗"；进食热烫食物、进食辛辣或进食过快可使口周、鼻、面、颈、背等处出汗，称"味觉性出汗"。

正常情况下，汗液呈酸性，pH值4.5~5.5，大量出汗时，pH值可达7.0左右。汗液是无色透明的液体，99.0%~99.5%为水，0.5%~1.0%为无机盐与有机物质，无机盐以氯化钠为主，此外还有钙、镁、磷、锌和钾等；有机物质中一半为尿素，还有乳酸、肌酐、尿酸、多种氨基酸等。汗液与肾的部分排泄产物相似，因此汗液的分泌和排泄可部分替代肾脏功能。人体通过皮肤排汗，可散热降温，以维持正常体温。汗液排出后与皮脂混合，形成乳状脂膜，对皮肤有一定的保护作用；汗液使皮肤表面呈酸性，可抑制某些细菌生长；此外，部分药物如酮康唑等抗真菌药亦可通过汗液分泌发挥局部抗真菌作用。

2. 顶泌汗腺的分泌和排泄功能

顶泌汗腺主要分布于腋窝、乳晕、会阴等处。大部分腺体于晨间分泌旺盛，夜间减低；感情冲动时，顶泌汗腺的分泌和排泄有所增加，肾上腺素能类药物能刺激其分泌。顶泌汗腺分泌液的成分有固体和液体两种，液体主要为水分，固体则包括脂质、胆固醇、铁、荧光物质、有色物质等。所以有些人的顶泌汗腺分泌液呈黄、绿、红或黑色，使局部皮肤或衣服染色，称为"色汗症"。当分泌液被皮肤表面细菌分解时即产生特殊的臭味，形成"狐臭"。

3. 皮脂腺的分泌与排泄功能

除掌跖与足背外，皮脂腺遍布全身，分泌和排泄皮脂。分泌方式为全浆分泌，即整个皮脂腺细胞破裂，胞内物全部排入管腔，然后分布于皮肤表面，形成皮面脂质。皮脂腺的分泌直接受内分泌系统的调控，雄激素及长期大量应用糖皮质激素可使皮脂腺增生肥大，分泌活动增加；雌激素可抑制皮脂腺的分泌活动。另外，皮脂腺的分泌活动还受人种、年龄、性别、营养、气候及皮肤部位等因素影响。

皮脂腺分泌的皮脂是多种脂类的混合物，包括甘油酯、蜡酯、鲨烯、胆固醇酯和游离脂肪酸。皮脂具有润泽毛发、防止皮肤干裂的作用。脂膜中的游离脂肪酸对某些病原微生物的生长有抑制作用。脂质成分中的7-脱氢胆固醇（即维生素D原）经紫外线作用后可转化为维生素D_3。游离脂肪酸在刚分泌的皮脂中并不存在，是由毛囊中寄生的痤疮丙酸杆菌和马拉色菌等微生物所产生的酯酶分解皮脂产生的，若游离脂肪酸排出受限，则可刺激皮脂腺、毛囊及周围组织引起炎症反应，如痤疮、脂溢性皮炎等。

四、皮肤的感觉功能

人体皮肤遍布全身，分布着感觉神经和运动神经，有极丰富的神经纤维网及多种神经末梢，具有触、痛、冷、热等多种感觉。

皮肤的感觉通常分单一感觉和复合感觉两大类。单一感觉，是指神经末梢或特殊感觉小体的感受器接受体内外单一刺激，沿相应的神经纤维传入中枢，产生不同性质的感觉，如触觉、痛觉、压觉、冷觉、温觉等；复合感觉，是指多种不同类型的神经末梢或感受器共同感知复杂形状或刺激，传入中枢后，由大脑综合分析形成的感觉，如干、湿、光、糙、硬、软等，另外还包括形体觉、两点辨别觉、定位觉、图形觉等。皮肤的各种感觉中痛觉最敏感，温觉最迟钝。

皮肤的感觉功能，经大脑分析判断，有益于机体做出保护性反应。有的产生非意识反应，如手触到烫物的回缩反应，使机体免遭进一步伤害。皮肤感觉功能有利于人类积极有效地参与各项生产劳动，在工作、生活及日常保健等方面发挥重要作用。

瘙痒是一种特殊感觉，是发生于皮肤或黏膜的一种引起搔抓欲望的不愉快的感觉。瘙痒产生的机制尚不完全清楚，有人认为痒与痛由同一神经传导，或痛阈下刺激产生瘙痒，搔抓达到疼痛时，瘙痒即可减轻或抑制，临床上应用拍打局部来解除瘙痒，也是一个例证。但也有矛盾的情况，某些化学物质如吗啡可使疼痛消失，但可诱发或使瘙痒加剧。另外，中枢神经系统的功能状态对瘙痒的程度也有一定的影响，如精神安定或转移注意力，瘙痒减轻；而焦虑、烦恼或对痒过度注意时，瘙痒就会加重。

目前发现，许多因素与瘙痒发生有关，如机械性刺激、电刺激、植物的细刺、动物的纤毛和毒刺、皮肤的微细裂隙、酸、碱、代谢异常（如糖尿病、黄疸等）、变态反应和炎症反应的化学介质（如组胺、蛋白酶、多肽）等，均可引起瘙痒，因此工作、生活中需尽量避免以上各种可能的致痒因素，才能抑制或解除瘙痒感觉。

五、皮肤的体温调节功能

体温调节是指温度感受器接受体内、外环境温度的刺激，通过体温调节中枢的活动，相应地引起内分泌腺、骨骼肌、皮肤血管和汗腺等组织器官活动的改变，从而调整机体的产热和散热过程，使体温保持在相对恒定的水平。可见皮肤在调节体温以维持机体正常生理活动中起十分重要的作用。皮肤对体温的调节功能主要从两个方面体现：一是作为外周感受器，能感知外环境的温度变化并及时传达体温调节中枢，来发挥体温调节功能；二是作为效应器，是物理性体温调节的重要方式，通过辐射、对流、传导、蒸发及皮肤血流的改变对体温进行调节。

皮肤中分布许多点状的温度感受器细胞，即热敏感受器和冷敏感受器，分别接受来自外界的冷、热刺激，并将这种刺激传递到下丘脑的体温调节中枢，然后通过交感神经中枢调节皮肤血管的收缩和扩张，从而改变皮肤中的血流量及热量的扩散，以调节体温，使体温维持在一个相对稳定的水平。当外界温度升高时，皮肤毛细血管扩张，毛细血管的微循环血流量增多，散热加速，可使体温不至于过高；当外界温度降低时，皮肤毛细血管收缩，毛细血管的微循环血流量减少，散热减少，可防止体温过度降低。

皮肤血管的结构特点也有利于体温的调节。皮肤真皮乳头下层有动脉网，毛细血管异常弯曲，形成丰富的静脉丛，手、足、鼻、唇和耳处皮肤还有丰富的血管球，这种结构使皮肤的血流量有很大变化。一般情况下，皮肤血流量仅占全身血流量的8.5%，在热应激或血管完全扩张的情况下，动静脉吻合开通，皮肤血流量可增加10倍，散热随之增多；在冷应激时，交感神经功能加强，血管收缩，皮肤血流暂时中断，散热随之减低，从而有效地调节体温。

皮肤汗腺功能对体温调节有重要影响。皮肤小汗腺遍布全身，分泌汗液，汗液蒸发可带走较多的热量，每蒸发1g汗液可带走2436J的热量。在热应激时，皮肤排汗量多，可达3～4L/h，散热量为平时的10倍。在寒冷环境中，皮肤又减少排汗及热量散失，从而保持体温恒定。另外，皮下脂肪组织有隔热作用，在寒冷环境中可以减少体热散失。

在体温调节过程中，皮肤常通过辐射、传导、对流、蒸发等方式进行散热，发挥温度调节效应。其中辐射散热占全部散热的60%左右；因为皮肤是热的不良导体，所以传导散热所占比例不大；对流散热是通过气体或液体来交换热量的一种方式，空气的流动有利于对流散热，在寒冷环境中，约有15%的热量通过对流而散失；当外界温度高于或等于皮温时，辐射、传导和对流等散热方式已无法发挥作用，蒸发（正常情况下，成人每日有500～600mL的水分从皮肤和呼吸道流失，同时带走热量，称蒸发）成为机体唯一的散热途径，其中皮肤汗液蒸发散热效果较明显，尤其在高温干燥环境中其体温调节作用更显突出。

六、皮肤的代谢功能

皮肤是人体最大的器官，与内在组织器官是有机联系的整体，除完成自身的新陈代谢如角质形成细胞的分裂与分化、黑色素的合成与分泌等一系列生化代谢，还参与整个机体复杂的代谢过程，如水、电解质、糖、蛋白质等物质的营养代谢，来保障机体的生理功能和生命活动的正常进行，所以皮肤的代谢功能十分重要。

1. 水、电解质代谢

皮肤是水、电解质重要的储存库之一。全身皮肤的含水量约占人体体重的18%～20%，儿童皮肤含水量高于成人，成人中女性略高于男性。皮肤中的水分主要储存于真皮内，并随人体全身代谢而变化。当机体脱水时，皮肤可提供其水分的5%～7%以维持循环血容量的稳定；当体内水分增多时，皮肤的水分也增多，临床上可表现出相应的症状。皮肤的排出水量为每24小时300～420g。皮肤的水代谢为皮肤的各种生理功能提供了重要的内环境，对整个机体的水分调节起着重要作用。

皮肤中含有各种电解质，电解质含量约占皮肤重量的0.6%，主要储存于皮下组织中，以氯化钠和氯化钾含量最多，此外还有镁、铜、钙、磷、硫、锌等，其中Na^+、Cl^-在细胞间液中含量较高，K^+、Ca^{2+}、Mg^{2+}主要分布于细胞内，它们对维持细胞间的晶体渗透压和细胞内外的酸碱平衡起着重要的作用；K^+还可激活某些酶，Ca^{2+}可维持细胞膜的通透性和细胞间稳定性，Zn^{2+}缺乏可引起肠病性肢端皮炎等疾病。铜与糖酵解及色素代谢有密切关系，铜是黑色素形成过程中所需酪氨酸酶的主要成分之一；在角蛋白形成过程中，铜亦起重要作用，铜缺乏时，可出现角化不全及毛发卷曲。

2. 糖代谢

皮肤中的糖类物质主要为糖原、葡萄糖和黏多糖等。其中糖原的合成主要在皮肤表皮细胞的滑面内质网完成，皮肤中的糖原含量在胎儿期最高，至成人期时含量明显降低；皮肤中葡萄糖的含量为血糖的60%～81%，其中表皮中的含量高于真皮和皮下组织。患糖尿病时，皮肤中的葡萄糖含量增高，容易发生真菌和细菌感染。皮肤中葡萄糖以有氧氧化及无氧糖酵解两种方式进行分解，提供能量。在有氧条件下，表皮中50%～75%的葡萄糖通过有氧氧化提供能量，而缺氧时则有70%～80%通过无氧酵解提供能量，其无氧酵解较其他组织快。皮肤中糖的主要功能是提供能量，也作为黏多糖、脂质、糖原、核酸和蛋白质等合成的底物。黏多糖在真皮中含量丰富，主要包括透明质酸、硫酸软骨素等，多与蛋白质形成蛋白多糖（或称黏蛋白），后者与胶原纤维结合形成网状结构，对真皮及皮下组织起支持、固定作用。黏多糖对于促进胶原纤维的合成、阻止细菌和毒素等入侵细胞、加强细胞之间的相互作用都有重要影响。很多皮肤病如局限性黏液性水肿、皮肤黏蛋白病、红斑狼疮、皮肌炎、硬皮病等都与黏多糖代谢有关。

3. 蛋白质代谢

皮肤内的蛋白质包括纤维性和非纤维性蛋白质两种，前者包括角蛋白、胶原蛋白和弹力蛋白等，后者包括细胞内的核蛋白以及调节细胞代谢的各种酶类。角蛋白是角质形成细胞和毛发上皮细胞的代谢产物及主要成分，因此影响表皮细胞增生和分化的因素都可以影响角蛋白的形成；弹力蛋白是真皮内弹力纤维的主要成分。皮肤内非纤维性蛋白质与黏多糖类物质能合成蛋白质，是表皮基质的主要成分，也是基底膜带黏蛋白和细胞核内核蛋白的主要成分。蛋白质的分解是在蛋白质水解酶的作用下完成的，蛋白质水解酶有肽链内切酶和肽链外切酶两组。分解过程中：一是参与表皮和真皮细胞内外蛋白质的正常分解代谢，包括细胞内蛋白质的消化作用，表皮角化过程中的蛋白质分解和细胞外胶原纤维的降解；二是参与某些病理情况，如炎症中的趋化性肽的释放、血管通透性的增加、结构蛋白的降解和周转、细胞的分离以及对细胞的细胞毒作用等。

4. 脂类代谢

皮肤中的脂类包括脂肪和类脂质，人体皮肤的脂类总量（包括皮脂腺、皮脂及表皮脂质）大约占皮肤总重量的3.5%～6%，最低为0.3%，最高可达10%。真皮和皮下组织中含有丰富的脂肪，皮下组织中的含量最多，为中性脂肪，可通过β-氧化途径提供能量，脂肪合成主要在表皮细胞中进行。脂肪的主要功能是储存能量和氧化供能，类脂质是细胞膜结构的主要成分和某些生物活性物质合成的原料。表皮细胞在分化的各阶段，其类脂质的组成有显著差异，如由基底层到角质层，胆固醇、脂肪酸、神经酰胺含量逐渐增多，而磷脂则逐渐减少。表皮中最丰富的必需脂肪酸为亚油酸和花生四烯酸，它们的主要功能是参加正常皮肤防御屏障功能的形成，花生四烯酸在日光作用下可合成维生素D，有利于预防佝偻病。血液脂类代谢异常也可影响皮肤脂类代谢，导致多种皮肤病，如高脂血症可使脂质在真皮局限性沉积，形成皮肤黄瘤。

5. 黑色素代谢

黑色素是由黑素细胞合成的一种蛋白质衍生物，对生物的成长、防卫和防御紫外线危害起重要作用。生物体内的黑色素分为：真黑色素、赤褐色素、异黑色素三种。通常所说的黑色素指真黑色素，呈褐色或黑色，广泛存在于动物界，又称为动物黑色素，因其含有吲哚，亦称吲哚黑色素；赤褐色素呈黄红色，存在于动物的红色毛囊、羽毛、皮毛等处。异黑色素存在于植物中，如果实、种子皮等处。人体皮肤中分布的黑色素属于真黑色素。

皮肤黑色素代谢过程包括黑色素的合成、转运、降解及其调控。黑素细胞内的酪氨酸酶通过氧化酪氨酸成为多巴，并使多巴进一步氧化成多巴醌，逐渐形成黑素体，完成黑素化。黑素细胞将成熟的黑素体通过其树突分泌入邻近的角质形成细胞，随着角质形成细胞的不断分化，黑素体不断向上转运最终脱落于皮面。因此，整个黑色素代谢过程包括四个方面，即黑素细胞内黑素体的形成，黑素体的黑素化，黑素体被分泌到角质形成细胞内以及角质细胞内，黑素体的转运、降解或排出。黑色素代谢受多种因素影响：角质形成细胞、内皮素、酪氨酸酶、微量元素、内分泌因素和紫外线照射等。如果代谢异常，就会导致黑色素合成速度、数量、分布的异常，而引起色素代谢失常类皮肤病。

6. 表皮细胞的增殖与分化

表皮与其他自我更新、增殖、分化的组织一样，不断地新陈代谢，其细胞具有自我增殖、分化及更新的能力。表皮的角质形成细胞自最下层基底细胞不断增殖，向上移动产生坚韧的纤维角蛋白，形成角质细胞。角质形成细胞在胞核有丝分裂后，于细胞内进行一系列复杂的生物化学过程，不断分裂、分化，在表皮浅层内形成不同的角化层次，即基底层、棘层、颗粒层、透明层和角质层。正常表皮基底层细胞逐渐向上推移分化至角质层并脱落约需至少28天，前已述。基底层到角质层的结构变化反映了表皮角质形成细胞的增殖、分化、移动和脱落的过程。

表皮细胞增殖与分化的调节既有刺激信号，也有抑制信号。因基底细胞分裂速度与角质脱落的速度一致，表皮厚度与细胞数目在生理条件下则保持相对的恒定状态，如果表皮细胞的增殖、分化受到各种内外因素如激素、酶等的不良影响，即会导致角化异常性皮肤病。

七、皮肤的免疫功能

皮肤是人体免疫系统的重要组成部分，既是免疫反应的效应器官，又具有主动参与启动和调节皮肤相关免疫反应的作用。皮肤的各种免疫因子和免疫细胞共同形成一个复杂的网络系统，并与体内其他免疫系统相互作用，共同维持着皮肤微环境和机体内环境的稳定。完整的皮肤免疫系统由细胞成分和分子成分组成，细胞成分包括角质形成细胞、淋巴细胞、朗格汉斯细胞、内皮细胞、肥大细胞、巨噬细胞及真皮成纤维细胞；分子成分包括细胞因子、补体、神经肽、免疫球蛋白等。皮肤免疫系统对机体起着防御功能、自稳功能、免疫监视功能三方面的重要作用。

复习思考题

1. 简述皮肤的解剖结构。
2. 皮肤的表皮分哪几层？各有什么作用？
3. 皮肤真皮内的纤维有哪几类？有何作用？
4. 皮肤附属器有哪几种？
5. 人体皮肤与美容相关的生理功能有哪些？
6. 简述影响皮肤吸收的因素。

第三章
皮肤检测

学习要点

损容性皮肤病的物理检查方法；VISIA检测的主要内容；临床检查的内容及结果判定。

第一节　常规物理检查

一、肉眼观察

清洁面部后，观察其肤色、皮肤分泌情况、湿润度、毛孔状态、纹理、肤质、皱纹、瑕疵、血液循环状况、敏感情况和特殊病变。

二、纸巾擦拭法

彻底清洁面部，不涂任何护肤品，2小时后用干净的面巾纸分别轻按额部、面颊、鼻翼、下颌等处，观察纸巾上油污的多少。结果判定：

① 纸巾上见大片油迹，呈透明状，为油性皮肤；

② 纸巾上沾油污面积不大，呈微透明状；为中性皮肤；

③ 纸巾上基本不沾油迹，为干性皮肤。

三、美容放大灯

拓展阅读
美容放大灯

洗净面部，待皮肤紧绷感消失后，用放大镜仔细观察皮肤纹理及毛孔状况。如果请别人观察，操作时最好用棉片将双眼遮盖，防止放大镜折光损伤眼睛。结果判定：

① 皮肤纹理较粗，毛孔较大，为油性皮肤；

② 皮肤纹理不粗不细，为中性皮肤；

③ 皮肤纹理细致，毛孔细小不明显，常见细小皮屑，为干性皮肤。

四、滤过紫外线检查

滤过紫外线检查也称伍氏（Wood）灯检查（图3-1，彩图3-1），在暗室中进行，是由美国物理学家罗伯特·威廉姆斯·伍德发明的。应用波长为320~400nm的长波紫外线通过含氧化镍的石英玻璃后对损害皮肤、毛发或其他物质进行照射，可使某些被照射物体发出特殊的荧光，从而有助于某些皮肤病的诊断与鉴别。比如头癣检查：黄癣为暗绿色荧光；白癣为亮绿色荧光等。

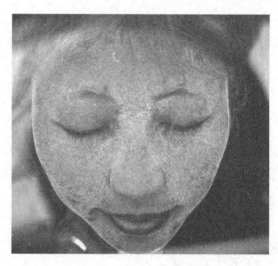

图 3-1　伍氏灯皮肤检测

五、皮肤测试仪检查

皮肤测试仪由紫外线光管和放大镜构成。主要用于测试皮肤性质，以便鉴别皮肤，根据皮肤的特性制订治疗或护肤计划。不同情况的皮肤在皮肤测试仪下的表现见表3-1。

表3-1　不同情况的皮肤在皮肤测试仪下的表现

皮肤情况	皮肤测试仪下的表现
健康中性皮肤	青白色
干性皮肤	青紫色
超干性皮肤	深紫色
敏感皮肤	紫色
油性皮肤	青黄色
粉刺皮脂部位	橙黄色
粉刺化脓部位	淡黄色
色素沉着部位	褐色、暗褐色
皮表角质老化	悬浮的白色
灰尘或化妆品的痕迹	亮点

六、光纤显微检测仪检查

利用光纤纤维技术，采用新式的冷光设计，清晰、高效的彩色或黑白电脑显示屏，使被检者可亲眼观察自身皮肤或毛发状况，由于该仪器具有足够的放大倍数（一般为50倍或200倍以上），可直观皮肤的基底层，微观放大，即时成像。同时，电脑根据收集到的皮肤各方面的信息资料，进行综合分析判断，得出较为准确的结论。不同类型皮肤在光纤显微检测仪下的表现见表3-2。

表3-2　不同类型皮肤在光纤显微检测仪下的表现

光纤显微检测仪下的表现	皮肤类型特点
表皮纹路清晰、紧实，无松弛老化；真皮无脂肪颗粒及褐色斑点	中性皮肤
表皮纹路不清晰，有油光；真皮可见脂肪颗粒，色粗黄	油性皮肤

光纤显微检测仪下的表现	皮肤类型特点	
表皮纹路明显，皮沟浅，细致，无湿润感，皮肤呈咖啡色圆斑点	干性皮肤	干性缺水
表皮纹路较深、细致，略有湿润感		干性缺油
T字区纹路不清晰，有油光；眼周面颊纹路明显，无油光；鼻周下颌有脂肪颗粒	混合性皮肤	
表皮发炎、红肿，角质层较薄，毛细血管表浅，真皮呈红色	敏感性皮肤	
真皮毛细血管扩张，色素沉积；表皮无光泽、暗沉，皮脂死细胞阻塞	毛细血管扩张皮肤	
表皮发炎、红肿，真皮受到伤害部位毛细血管扩张	日晒伤后的皮肤	

第二节　面部皮肤影像分析仪检测

面部皮肤影像分析仪（VISIA）可对所采集影像的多项特性进行量化。VISIA使用封闭型面部照相室为统一光源，额头与下巴用两组固定器固定，通过软件和前次拍摄的影像比对，辅助定位，确保同一对象每次的位置及角度一致，便于治疗前后的比较（图3-2）。

一、原理

VISIA使用三种光源来拍摄正面、左侧及右侧三组影像：

① 标准白光即正常光线拍摄肉眼所见的皮肤外观。

② 365nm紫外光呈现表皮色素情况。

③ 交叉极化光分析皮肤血红素与黑色素。

利用这三种光源可进行斑点、皱纹、纹理、毛孔、紫外线色斑、棕色区、红色区、紫质的检测。

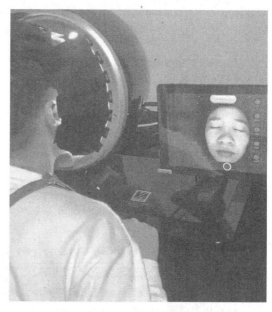

图3-2　VISIA面部皮肤影像分析仪

二、检测内容

（1）斑点　使用标准白光，依皮肤色差的不同，检测肉眼可见雀斑、晒斑、痘疤等。

（2）皱纹　利用皮肤阴影的变化，检测皱纹分布的位置与数量，评估老化程度。皱纹的阴影为细长形态，深绿和浅绿分别代表较深及较浅皱纹，但易受检测对象面部表情影响。

（3）纹理　测量皮肤平滑度，黄色表示凸起部分，蓝色代表凹陷部分，黄色与蓝色越少，表示皮肤越平滑。

（4）毛孔　通过检测毛孔凹陷产生的阴影，评估毛孔数量及位置，依据较周围肤色深的圆形形态判别毛孔，依据阴影大小区分毛孔与斑点。

（5）紫外线色斑　在普通光照下大多不可见，VISIA检测时，因表皮黑色素选择性吸收紫外线而显像。

拓展阅读
棕色区真皮
色斑检测

（6）棕色区　利用RBX检测技术检测真皮层黑色素，如色素沉着。

（7）红色区　利用RBX检测技术检测皮肤血管或血红素，如痤疮、发炎、毛细血管扩张等问题。

（8）紫质　使用紫外光检测，痤疮丙酸杆菌会产生紫质，紫外线照射时产生荧光。

三、检测方法

① 建立检测对象的基本数。

② 检测对象检测前应先清洁面部。

③ 依据皮肤类型选择亮度，明亮适于白色人种、微亮适于黄色人种、中等亮度适于棕色人种、昏暗适于黑色人种。

④ 选择皮肤清洁状态，可选已清洁、刚化妆、其他三种。

⑤ 检测对象到达检测位置，微闭双眼，确定额头及下巴与固定器贴紧，可调整额头垫高度，确保头、颈与身体成直线。

⑥ 拍摄，告知检测对象拍摄约需数秒伴两次闪光，待小室内整体变亮方可改变位置。

⑦ 进行影像分析，分析区域可自动或手动选择，选择时排除反光、阴影、睫毛、头发和其他异常区域。

⑧ 与同一检测对象以往记录的图像数据比较，绘制发展趋势图，比较治疗前后的变化。通过上下拉动时间轴，模拟检测对象随年龄增长的变化趋势及治疗后的改善效果。

四、检测结果

可同时或分别以下列三种方式呈现分析结果：

（1）百分位数　该对象在100位相同年龄、性别、皮肤类型的检测者中，优于其他对象的人数。

（2）特征计数　该项目在特定框选分析区域内的确切个数。

（3）分值　该项目的特征分布密度，分值越低越好。除数字呈现外，也可图表化（百分位曲线图、发展趋势图）（图3-3，彩图3-3）。

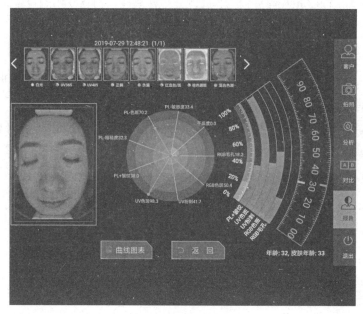

图3-3　皮肤检测分析

五、临床应用

① 具有色斑、毛孔、皱纹、平整度、卟啉、黑色素等改变的疾病均可应用，如痤疮、黄褐斑等疾病，也可评估日光损伤。

② 依据VISIA结果分析检测对象的多项指标，向对象分析面部存在的问题和制定相应的治疗方案。

③ 整合医疗机构中现有的设备、产品和疗程进入VISIA软件中，可根据检测对象的相应疾病和病变特点提供治疗方案。

④ 可对治疗结果进行客观的记录、评估与追踪，也有利于科学研究。

> |知识链接|　　**皮肤镜检查**
>
> 　　皮肤镜又名"表皮透光显微镜"。皮肤镜检查是根据光学放大原理，通过浸润或偏振技术，观察皮损表面、表皮、真表皮交界处、真皮乳头的颜色和微细结构，为无创性影像诊断方法之一。目前主要应用于色素性、炎症性、血管性皮肤疾病，毛发及

甲疾病，其中对色素性皮肤疾病最具有诊断价值。

（1）皮肤镜的分类　根据成像原理，可将皮肤镜分为浸润型和偏振光型。浸润型需要在镜头与皮肤间滴加液体介质。根据镜头是否接触皮肤，可将皮肤镜分为接触式和非接触式。浸润型皮肤镜为接触式；偏振光型皮肤镜既可以是接触式，也可以是非接触式。根据使用便利性，可将皮肤镜分为便携式和工作站式。便携式小巧，信息可与手机相连；工作站式皮肤镜与电脑相连，预装大量应用软件。

（2）皮肤镜的术语　为了便于诊断与交流，皮肤镜图像应运用术语进行描述。黑素细胞来源的色素性皮损，皮肤镜术语分为隐喻性（象形性）和描述性两类。隐喻性术语借用形象物比喻，如"球"结构、"脑回样"结构等；描述性术语一般用"线""点""环""团块"和"伪足"这5种来描述整体图像。

| 知识链接 |　　**高科技类皮肤测试仪**

（1）皮肤水分、油脂、酸碱度测试仪　通过测试皮肤水分的含量，可以间接了解身体水分的状况，帮助美容医师正确判断顾客皮肤的类型和提供皮层油脂的分析数据，帮助美容医师正确了解顾客皮脂腺的分泌是否正常；测试皮肤酸碱度，可知皮肤表面皮脂膜的pH值和抵抗力的强弱。通过测试仪提供的资料和数据，选择适合皮肤pH值的产品，制定合理的护肤程序。

（2）皮肤水分流失测试仪　定量化测试皮肤水分流失和皮肤水分的保护层，对于锁水、保水、补水化妆品的研发很重要。

（3）皮肤色素测试仪　可准确测试出人体内黑色素和血红素的含量，有助于观察瘢痕、色斑及红斑的形成和变化，测出药物的功效与副作用，帮助找到有效的治疗方法。

（4）皮肤弹性测试仪　能正确分析顾客皮肤弹性降低的原因，制定出适当的电脑拉皮紧肤疗程，并检测出化妆品等对增加皮肤弹性的功效。

（5）皮肤皱纹定量测试仪　能精确地量化皮肤皱纹，对皮肤表面进行三维显示和分析，并能打印输出分析效果。

第三节　临床检查

一、一般检查

一般检查主要包括对皮肤局部或全身的视诊及触诊，为了准确地反映皮肤、黏膜的损害，检查时应注意以下事项：

在充足的自然光线下检查，因为人工光线或强烈的日光均可影响皮肤的观察效果；温度应适宜，过冷可引起毛细血管的收缩，使红斑颜色变浅或发生手足青紫发绀的现象，掩盖了原有皮损的表现，甚至使患者受寒而致病；除检查患者主诉部位及有关部位外，还需对全身皮肤、黏膜或指（趾）甲、毛发等皮肤附属器进行全面检查；检查某些皮损时需从不同角度和距离进行观察，发现其真实的形态外观；检查皮损需视诊与触诊并用，有些皮损还需采用某些特殊的检查方法，如玻片压诊法及皮肤划痕试验等。下面对视诊、触诊内容作详细介绍：

1. 视诊

视诊指医师用视觉诊断疾病的方法。包括全身一般状态观察和局部观察所得的一些体征，如年龄、发育、营养、意识状态、面容、表情、体位、步态、姿势等；局部如皮肤、黏膜、舌苔、头颈、胸廓、腹形、四肢、肌肉、骨骼、关节外形等。皮肤视诊是皮肤科特有的，需注意观察以下内容：

（1）分辨皮损部位与分布　皮损的部位与分布常是诊断损美性皮肤病的重要依据之一，也是在检查时需注意的首要问题。分辨皮损的部位是在头皮、面部、躯干、上肢还是下肢等处；分辨皮损是发生在暴露部位（常为外源性发疹）还是覆盖部位；呈局限性、全身性还是对称性；损害是沿血管分布，还是发生于一定的神经分布区（如带状疱疹）；是否分布在伸侧、屈侧或受摩擦部；是呈孤立状（如寻常疣）还是群集状（如扁平疣）；是否分布在皮脂腺丰富的部位（如痤疮）或顶泌汗腺丰富的部位（如腋臭）。

（2）明确皮损属性　即明确皮损是原发的还是继发的，是单发还是多发。如为多种皮损应注意以何种为主，并注意新旧损害的发展过程。

（3）明确皮损排列状态及形态　明确皮损为散在或融合，孤立或群集，呈线状、带状、弧形或不规则形排列等。其形态是圆形、椭圆形、环形、弧形、地图形、多角形或不规则形等。

（4）辨认皮损颜色　辨认皮损呈正常皮色或呈红色、紫色、青色、黑色、棕色等。结合病史，分辨色素增加或减少，是原发还是继发。红色可由充血、血管增生或出血引起，青或紫色由血液淤滞所致；棕、黑色皮肤由色素细胞聚集增加引起。

（5）视察皮损大小及数目　皮损大小常用直径或用实物对比描述，如针尖、绿豆、鸡蛋或手掌大小等。皮损数目少者应以具体数字表示；皮损数目多时，可用较多或甚多等来说明。

（6）观察皮损表面与基底 如表面呈光滑、粗糙、湿润、干燥、隆起或凹陷；或呈扁平状、乳头状、菜花状、半球形隆起或中央有脐凹等；有无糜烂、溃疡；有无渗出、溢脓、出血、结痂或鳞屑；基底的宽窄，是否有蒂等。

（7）界定皮损边缘与界限 边缘与界限清楚、比较清楚或模糊；整齐或不整齐等。

（8）其他 如观察溃疡的深浅，是否呈侵蚀状；水疱内容物的性状及何种颜色，质地稀稠，是浆液性、脓性还是血性；疱壁的厚薄；挤压时水疱是否易破或向外移动等。

某些皮损用肉眼看不清楚，如隧道损害可以用放大镜观察。

2. 触诊

触诊是医师用手触摸或轻压被检查者身体可被触及的部位，通过手的感觉进行判断的一种诊法。触诊前应向患者讲清检查目的和配合方式，检查时手要温暖轻柔，避免引起患者精神和肌肉紧张，致使不能很好地配合而影响检查效果。触诊内容包括：

① 皮损的大小、形态、深浅、硬度、弹性感及波动感；有无浸润增厚、萎缩变薄、松弛、凹陷等。

② 皮损的轮廓是否清楚，与周围及其皮下组织是否粘连或可以推动。

③ 有无触压痛、感觉过敏或减弱。

④ 局部皮温是否正常，有无升高或降低。

⑤ 表浅淋巴结有无肿大、触痛或粘连。

⑥ 皮面干燥或湿润，出汗是否正常；皮脂增多还是减少。

⑦ 棘层细胞松解征（又称尼氏征）检查，表现为：用手指推压水疱可使疱壁移动；稍用力在外观正常皮肤上推擦表皮即剥离。此征在天疱疮及某些大疱性疾病如大疱性表皮松解型药疹中呈阳性。

二、临床辅助检查

临床辅助检查指在诊室能够进行的特殊检查，用以辅助临床诊断，也属于皮肤病的特殊检查。

1. 玻片压诊法

用玻片在皮损上按压10～20秒后观察皮损的变化。如为红斑，用玻片按压时可使红色消退，当玻片松开后红色复现；如为瘀点、瘀斑，则玻片按压后颜色不变；如为寻常狼疮结节，压诊时呈现特有的苹果酱色，有一定的诊断价值。

2. 皮肤划痕试验

用钝器如压舌板划压皮肤，在1～3分钟内钝器划过的地方可出现三联反应。

① 划后3～15秒在划痕处出现红色线条，可能由真皮肥大细胞释放组胺引起的毛细血管扩张所致。

② 划后15~45秒在红色线条两侧出现红晕，为一种神经轴索反应，由小动脉扩张而引起。麻风损害处不产生这种红晕。

③ 划后1~3分钟在划过处隆起苍白色风团性线条，可能是组胺引起水肿所致。此反应可见于皮肤划痕症及某些荨麻疹患者。

3. 感觉检查

要检查温度觉、痛觉、触觉是否消失、减退或正常。具体方法为：

（1）温觉　取两个玻璃管，一管盛冷水，另一管盛热水，先后分别接触患处，如患者不能区分即温觉消失，如反应迟钝即温觉减退。

（2）痛觉　用针尖刺皮损，如患者不感觉痛或痛较正常皮肤差，即为痛觉消失或减退。

（3）触觉　用少许棉花纤维做成的细纤维束在皮肤上轻轻擦过，如患者不知或分辨迟钝，即为触觉消失或减退。

4. 斑贴试验

斑贴试验是检测机体迟发型变态反应的一种诊断方法。

（1）适应证　接触性皮炎、职业性皮炎、手部湿疹、化妆品皮炎等。

（2）方法　根据受试物的性质配制成适当浓度的浸液、溶液、软膏或用原物作试剂。将受试物置于4层1cm×1cm大小的纱布上，贴于前臂屈侧或背部健康皮肤上，其上用一稍大的透明玻璃纸覆盖，用橡皮膏固定边缘。24~48小时后取下试验物并观察结果（试验后一旦出现痒、痛或炎症反应时，应立即取下试验物并用清水洗净及做适当处理）。于第4~5天时评价试验结果则更为可靠。如同时用多个不同试验物时，每两个之间的距离至少为4cm，同时必须设阴性对照。

（3）结果判定　24~48小时后观察结果。

① 阴性反应："-"表示受试部位无任何反应。

② 阳性反应："±"为可疑，皮肤出现痒或轻微发红；"+"为弱阳性，皮肤出现单纯红斑、瘙痒；"++"为中度阳性，皮肤出现水肿性红斑、丘疹；"+++"为强阳性，皮肤出现显著红肿伴丘疹或水疱。

（4）临床意义　阳性反应表示患者对试验物过敏，也可能是由于原发性刺激或其他因素所致的阳性反应，但后者一旦将试验物除去则反应可很快消失，而阳性反应则在试验后24~48小时内发生，一般是增强而不是减弱。阴性反应则表示患者对试验物无敏感性。此外，因斑贴试验与实际接触时的情况不同，或因操作技术不当等，均可出现假阴性反应。

（5）注意事项

① 应注意区分过敏反应及刺激反应。

② 假阴性反应可能与试剂浓度低、斑试物质与皮肤接触时间太短等有关。

③ 不宜在皮肤病急性发作期做试验，不可用高浓度的原发性刺激物做试验。

④ 受试前2周和受试期间服糖皮质激素、受试前3天和受试期间服用抗组胺类药物均可出现假阴性。

⑤ 如果在试验后72小时至1周内局部出现红斑、瘙痒等表现，应及时到医院检查。

5. 皮内试验

皮内试验是将待测物直接注入皮内的方法，是测定机体对变应原敏感性的一种较为敏感的试验，主要用于测试速发型超敏反应。

（1）方法　先配备适当浓度的皮试液（变应原）0.01～0.05mL，于前臂内侧皮内注射，形成0.2～0.3cm的皮丘。两个以上变应原检测时间距应大于3cm。同时注射于对侧肢体作对照。

（2）结果判定　15～30分钟后观察结果（图3-4，彩图3-4）。

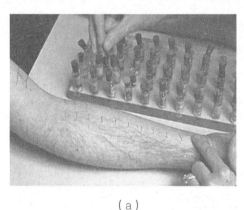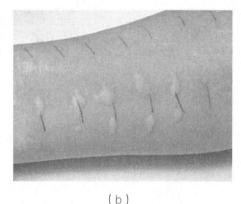

（a）　　　　　　　　　　　　　　　　（b）

图3-4　皮内试验

① 阴性反应："－"表示受试部位无任何反应。

② 阳性反应："±"为可疑，皮丘直径无改变，周边有红晕；"+"为阳性，皮丘直径在0.3～0.5cm之间，周边有红晕；"++"为中度阳性，皮丘直径在0.5～0.8cm之间，周边有较明显的红晕；"+++"为强阳性，皮丘直径在0.8～1.5cm之间，周边有红晕和伪足；"++++"为极强阳性，皮丘直径＞1.5cm，周边有明显的红晕和伪足。

（3）临床意义　阳性反应表示患者对试验物过敏。15～30分钟内呈阳性反应，为Ⅰ型变态反应；24小时后呈阳性反应，为Ⅲ型变态反应；48小时后呈阳性反应（Arthus反应），为Ⅳ型变态反应（迟发型）。

复习思考题

1. 试述损容性皮肤病的物理检查方法。

2. VISIA检测的内容有哪些？

3. 简述斑贴试验的方法及结果判定。

第四章

美容皮肤的治疗

学习要点

美容皮肤科常用药物及应用；医学护肤品的应用；常用皮肤美容微波及冷冻治疗适应证；光电治疗和化学治疗的种类、治疗范围及应用。

第一节　美容皮肤科常用内用药物治疗

一、皮肤增白类药物

皮肤增白类药物，包括氨甲环酸、维生素C和维生素E。主要用于治疗色素增加性皮肤病，如黄褐斑、炎症后色素沉着、皮肤黑变病等。

1. 氨甲环酸

（1）机制　能竞争性抑制酪氨酸酶的活性，最终减少黑素细胞产生黑色素。另外可减少黑素颗粒向角质形成细胞的转运。

（2）适应证　色素增加性皮肤病，如黄褐斑、炎症后色素沉着。

（3）用法和用量　常用剂量为每次250mg，每日3次，口服。

（4）注意事项　餐后服用，以减少胃肠反应；经期停服（月经量少者）。

2. 维生素C

（1）机制　维生素C为较强的抗氧化剂，能将多巴醌还原为多巴及阻止多巴醌以抑制黑色素的形成，并使皮肤中已形成的黑色素还原为无色物质和水溶性胶状物质。

（2）适应证　黄褐斑、炎症后色素沉着、皮肤黑变病。

（3）用法和用量　静脉注射，每次0.5～1g，每日1次或隔日1次，连续4周为1个疗程；口服，每次100～200mg，每日3次，2～3个月为1个疗程。

（4）不良反应　因其为水溶性，不会在体内贮存，较安全。

3. 维生素E

（1）机制　有清除自由基、抗氧化（可使酪氨酸酶活性降低）、保护血管、增强肝的解毒功能、改善循环、增强免疫等作用。与维生素C合用，可增强疗效。

（2）适应证　黄褐斑、炎症后色素沉着、皮肤黑变病。

（3）用法和用量　口服，每次50～100mg，每日1～2次，2～3个月为1个疗程。

（4）不良反应　一般少见。

二、增加色素药物

增加色素药物包括补骨脂素和皮质类固醇激素，有刺激黑素细胞增生、抑制黑素细胞破坏、激活黑素细胞再生色素、加快黑素细胞内的转移等作用，主要用于治疗白斑。

1. 补骨脂素

（1）机制　补骨脂素具有较强的光敏活性，易被长波紫外线激活而产生光毒作用，刺激白斑区毛囊残余黑素细胞增生。

（2）适应证　适用于白斑面积＞20%体表面积的静止期和消退期的白癜风患者。

（3）用法和用量　成人内服20～40mg/次，服药2小时后照射长波紫外线，先由最小红斑量开始，一般为0.5～1J/cm²，逐渐增加剂量，隔日1次或每周2次，至少连续治疗3个月。

（4）不良反应　胃肠反应、皮肤光老化、贫血、白细胞减少、中毒性肝损害等。长期应用有致皮肤癌风险。

2. 皮质类固醇激素

（1）机制　可增强对黑素细胞的保护或局部抑制其免疫反应和病情发展，激活黑素细胞再生色素。

（2）适应证　适用于进展期及泛发性白斑，尤其对应激状态下白斑迅速发展及伴发免疫性疾病者，可迅速延缓病情的发展速度。

（3）用法和用量　泼尼松，每日15mg，分1～3次口服，连用1.5～2个月；见效后每2～4周递减5mg，至每日2.5mg或隔日5mg时维持3～6个月。总疗程6～12个月。多在6周见效。

（4）不良反应　感染、消化性溃疡或穿孔、皮质功能亢进或减退、电解质紊乱、骨质疏松或缺血性骨坏死、神经精神系统影响、加重原有糖尿病和高血压等。

三、治疗痤疮药物

痤疮主要与雄激素、皮质分泌增多、毛囊皮脂腺导管异常角化、痤疮丙酸杆菌定植及遗传等因素有关。

治疗痤疮常用的内服药物主要有异维A酸、盐酸米诺环素、甲硝唑和炔雌醇环丙孕酮片等。这些药物针对的是痤疮的4个环节，即抑制皮脂生成、抑制皮脂腺导管角化、抗炎和抑制痤疮丙酸杆菌。

1. 异维A酸

（1）机制　针对痤疮的4个环节都有作用。

（2）适应证

① 严重的结节囊肿型痤疮及其变异形式；

② 伴有瘢痕形成的炎性痤疮；

③ 采用联合疗法治疗3个月无效的中、重度痤疮；

④ 革兰阴性杆菌毛囊炎；

⑤ 频繁复发的需要重复和长期全身应用抗生素者；

⑥ 由于某种原因需要迅速痊愈的少数患者。

（3）用法和用量：一般为0.5～1mg/（kg·d），需要连服6～12个月。若为重度、累及面部以外及病史较长者，需长期服用。

（4）不良反应

① 皮肤、黏膜干燥感；

② 致畸胎；

③ 光敏感、关节肌肉疼痛、夜盲、重度脱发，血甘油三酯升高；

④ 长期大量应用可致骨骼畸形（骨质疏松、钙化、增生）。

（5）注意事项

① 不能与四环素类药物（致颅内高压）、维生素A（增强毒性）、高剂量阿司匹林（致黏膜损害）同时应用；

② 避免阳光强烈照射；

③ 不易同服其他角质分离剂或表皮剥脱性抗痤疮药。

2. 盐酸米诺环素

（1）机制 对多种需氧菌、厌氧菌，革兰阳性、阴性菌，某些真菌和蠕形螨有抑制作用。

（2）适应证

① 重度痤疮；

② 局部应用抗生素治疗无效，有形成瘢痕或炎症后色素沉着及躯干受累者。

3. 甲硝唑

（1）机制 具有极强的抗革兰阳性、阴性菌的作用。

（2）适应证 可用于炎症性痤疮的治疗。

（3）用法用量 口服，0.2～0.4g/d，5～10天为1个疗程。

（4）注意事项 与维生素B_6联合使用，可减少胃肠道不良反应。

（5）禁忌证 哺乳期及妊娠3个月内妇女、中枢神经系统疾病和血液病患者禁用。

4. 炔雌醇环丙孕酮片

（1）机制及成分 是一种激素性抗雄激素药物，每片含醋酸环丙孕酮2mg和炔雌醇35μg，是治疗女性痤疮的药物之一。

（2）适应证 适用于女性中、重度痤疮患者，如多毛、经前期发作、炎性丘疹结节分布在下颌部和颈部者。

（3）用法用量 月经周期的第一天开始每天服用1片，连服21天，停药7天，再次月经后重复用药21天，连用2～3个月后有效，通常4～6个月为1个疗程。

（4）禁忌证 男性、孕妇、哺乳期妇女、子宫肌瘤及有血栓史者禁用。

四、抗组胺药

1. H₁受体拮抗剂

此类药物可以和组胺争夺效应细胞上的H_1受体，使组胺不能与之结合，从而有减少渗出、减轻炎症和缓解平滑肌痉挛等作用。此类药物还有镇静及止痒作用，主要用于变态反应性的损美性皮肤疾病，如接触性皮炎、化妆品皮炎、荨麻疹、湿疹、药疹，以及瘙痒性的损美性皮肤病，如神经性皮炎、瘙痒症等。易于透过血脑屏障，引起中枢抑制，产生嗜睡、困倦等不良反应；具抗胆碱能作用，产生口干、头痛、乏力等；偶有肝肾功能损害。用药期间不宜从事驾驶、机械操作、高空作业等工作，肝肾功能不全者慎用。但新一代H_1受体拮抗剂如氯雷他定、咪唑斯汀等不通过血脑屏障，既保留了抗组胺作用，又无中枢镇静作用和有极少抗胆碱能作用。

2. H_2受体拮抗剂

此类药物与H_2受体有较强的亲和力，使组胺不能与该受体结合，具有收缩血管、减少炎症及抑制胃酸分泌等作用。如西咪替丁200mg，每日2次，口服；雷尼替丁150mg，每日2次，口服。H_1受体拮抗剂与H_2受体拮抗剂合用，治疗人工荨麻疹、慢性荨麻疹和血管性水肿效果较好。西咪替丁还有增强细胞免疫功能及抗雄激素作用，临床上可用于治疗带状疱疹和痤疮。常见的不良反应是腹泻、腹胀、口干、血清转氨酶升高。大剂量应用时可致男性乳房发育、性欲减退，停药后症状可消失。孕妇忌用。

五、皮质类固醇激素

皮质类固醇激素是由肾上腺皮质产生的类固醇的衍生物的统称，包括糖皮质类固醇激素、盐皮质类固醇激素和性激素等。其中糖皮质类固醇激素（简称糖皮质激素），临床应用较广，以可的松和氢化可的松为代表，主要影响糖和蛋白质代谢，对水、盐代谢影响较小，具有抗炎、抗过敏等作用。与皮肤有关的作用主要有：

（1）抗炎作用　其抗炎作用是非特异性的，对各种类型（感染、过敏、物理）炎症及不同阶段都有作用。其抗炎作用机制是减少白细胞在炎症部位的积聚；抑制炎症性毛细血管扩张，降低毛细血管壁通透性和水肿形成；抑制溶酶体内的组织蛋白酶和各种酸性水解酶的释放，从而减少组织的损伤；对某些炎症物质如激肽、前列腺素等有拮抗作用，可抑制炎症反应。

（2）抗过敏及免疫抑制作用　其作用机理是可使淋巴细胞萎缩，加速淋巴细胞破坏，阻止B淋巴细胞和T淋巴细胞参与免疫反应，故具有免疫抑制作用；皮质类固醇激素一般不影响抗原和抗体的结合，但能抑制组胺及其他介质的形成和释放，使其具有抗过敏作用。

（3）抗毒素作用　可缓解机体对各种内毒素的反应，减轻细胞损伤。

（4）抗休克作用　主要在于它的抗炎、抗过敏及缓解毒血症等作用，可用于治疗过敏性休克、中毒性休克及心源性休克等。

六、抗生素

抗生素主要用于感染性皮肤病，根据致病菌及药物的敏感性不同而选用不同的抗生素。

常用的抗生素有以下几类：

（1）青霉素类　主要用于球菌引起的感染，如丹毒、脓疱疮、疖、痈、蜂窝织炎、梅毒、淋病等。如青霉素G、广谱青霉素类（阿莫西林、氨苄西林）等。

（2）头孢菌素类（先锋霉素类）　作用机制和青霉素相似，主要用于耐青霉素金黄色葡萄球菌与一些革兰阴性杆菌所引起的感染。如头孢拉定、头孢哌酮、头孢噻肟、头孢克肟等。

（3）氨基糖苷类　主要用于革兰阴性杆菌引起的感染。不良反应为肾毒性及耳毒性。常用药物有庆大霉素、阿米卡星、链霉素等。

（4）四环素类　为广谱抗生素，除对革兰阳性菌和革兰阴性菌均有效外，对衣原体、支原体、螺旋体也有良效。临床主要用于痤疮，还有支原体、衣原体感染和淋病等。如多西环素、米诺环素等。

（5）大环内酯类　抗菌谱与青霉素相似，除对革兰阳性菌和某些革兰阴性菌有效外，对衣原体、支原体和螺旋体亦有效。如红霉素、阿奇霉素、罗红霉素等。

（6）喹诺酮类广谱抗菌药　常用药物有诺氟沙星、左氧氟沙星、环丙沙星、莫西沙星等。

七、抗病毒药

抗病毒药主要从不同环节抑制病毒的复制，治疗各种病毒性皮肤病。常用药物有阿昔洛韦（无环鸟苷）、伐昔洛韦、泛昔洛韦（法昔洛韦）和利巴韦林（病毒唑）。

八、抗真菌药

（1）多烯类　主要有制霉菌素、两性霉素B等。这类药物水溶性及稳定性差，口服吸收差且毒性大。

（2）唑类　是人工合成的广谱抗真菌药，可口服，副作用小，目前已成为治疗系统性真菌病和浅表真菌病的主要药物，如伊曲康唑。

（3）丙烯胺类　主要有特比萘芬，其杀灭皮肤癣菌的能力强，临床主要用于治疗皮肤癣菌病。

九、免疫抑制剂

此类药物对机体有非特异性免疫抑制作用，能抑制体液免疫和细胞免疫，阻止细胞的增殖，有非特异性抗炎作用。多用于红斑狼疮、天疱疮、皮肌炎、难治性银屑病等。如甲氨蝶呤、环磷酰胺、环孢菌素、硫唑嘌呤。

| 知识链接 |　　　药品与化妆品 |

药品：指用于预防、诊断、治疗疾病，有目的地调节人的生理机能，且有规定的适应证或者主治、用法和用量的物质，包括中药材、中药饮片、中成药、化学原料药及其制剂、抗生素、生化药品、放射性药品、血清、疫苗等。

化妆品：指以涂擦、喷洒或者其他类似的方法，散布于人体表面任何部位（皮肤、毛发、指甲、口唇等），以达到清洁、消除不良气味、护肤、美容和修饰目的的日用化学工业产品。

药品与化妆品区别点：在包装上，药品要标明国药准字号，化妆品要标明卫妆准字号。化妆品不具有预防和治疗疾病的功能，这是它们的本质区别。目前，我国法规定义的化妆品不包括牙膏和其他与口腔黏膜接触的产品。以口服、注射等方式达到美容目的的产品也不属化妆品范畴。

药妆：又称医学护肤品，是指从医学的角度来解决皮肤美容问题，由医生配伍应用的化妆品。起源于夏商时期，后在国外流行，在国外称cosmeceutical，即介于药品与化妆品之间的产品，相当于中国的功效性化妆品。在我国并没有药妆的界定，只在行业中运用此概念。对于药妆概念的认识分为三派：一是药物化妆品；二是医学护肤品；三是功效性化妆品，如祛斑、祛痘产品类。随着护肤品市场的开放，国外药妆也随之进入国内市场，中国药妆行业萌发。

第二节　美容皮肤科常用外用药物治疗

一、外用药物的种类

（1）清洁剂　用来清洁皮肤的渗出物、鳞屑、痂皮及残留物的药物。常用的有生理盐水、2%～4%的硼酸溶液、（1∶5000）～（1∶8000）的高锰酸钾溶液、0.02%呋喃西林溶液、温水肥皂、植物油或矿物油等。较厚的痂需用凡士林涂布软化后用植物油或水清洗；鳞屑多或头上附有较多软膏时用温水或肥皂水洗；糊剂清洗用植物油；硬膏清洗用乙醇。

（2）止痒剂　使局部有清凉作用或起表面麻醉作用而达到止痒的效果。常用的有5%～10%樟脑、0.5%～1%薄荷脑、1%～2%冰片、0.25%～2%盐酸达克罗宁、0.5%～2%苯酚等。此外，抗组胺药、各种焦油制剂也有止痒作用。

（3）保护剂　保护皮肤，减少摩擦，起到润滑、收敛的作用，本身无刺激性。常用的有10%～20%炉甘石、氧化锌、滑石粉、植物油等。

（4）收敛剂　有减少渗出、消除水肿、消除炎症、促进上皮恢复等作用。0.5%～1%硫酸铜、0.1%～0.5%醋酸铅、5%明矾、0.1%～0.2%硫酸锌等。

（5）抗菌剂　具有抑制和杀灭细菌的作用。常用的有2%氯霉素、0.5%～1%硫酸新霉素、1∶8000高锰酸钾溶液、0.2%～1%呋喃西林溶液、0.5%～3%红霉素、2%莫匹罗星、2%龙胆紫等。

（6）抗真菌剂　有抑制和杀灭真菌的作用。常用的有5%～10%水杨酸、6%～12%苯甲酸、10%～30%冰醋酸、1%～4%十一烯酸、3%～5%克霉唑、2%咪康唑、2%酮康唑、1%联苯苄唑、1%萘替芬。

（7）抗病毒剂　能抑制病毒复制。常用的有3%～5%阿昔洛韦、0.1%～3%酞丁安、0.5%～1%碘苷、干扰素、足叶草酯等。

（8）角质促成剂　促进真皮血管收缩，减少炎性渗出，使表皮角质层恢复正常。常用的有1%～5%煤焦油、5%～10%黑豆馏油、2.5%～5%糠馏油、0.1%～1%地蒽酚、3%～5%硫黄、1%～3%水杨酸、钙泊三醇等。

（9）角质松解剂（角质剥脱剂）　松解角质细胞，使过度角化的角质层细胞剥脱。常用的有5%～10%水杨酸、10%乳酸、10%～15%雷锁辛洗剂、30%～40%尿素、10%～30%冰醋酸、0.1%～1%维A酸、10%硫黄等。

（10）外用细胞毒性药物　用于治疗脂溢性角化、日光性角化、疣等。常用的有1%～5%氟尿嘧啶、0.05%氮芥、0.5%足叶草酯、0.5%～1%秋水仙碱。

（11）腐蚀剂　去除局部增生的药物。常用的有纯硝酸银、纯石炭酸、10%～20%水杨酸、30%～50%三氯乙酸。

（12）遮光剂　防止紫外线透入，起到遮光、防晒的作用，使皮肤免受紫外线损伤。常用的有4%二氧化钛、5%～15%对氨基苯甲酸、3%喹啉、10%～15%鞣酸，较新的遮光剂还有N-乙酰半胱氨酸、绿茶多酚、二羟丙酮、硒化钠、维生素E等。

（13）脱色剂　能使色素沉着减轻，用于治疗黄褐斑等。常用的有3%～5%氢醌、20%壬二酸、3%～5%过氧化氢溶液、1%～2%曲酸及内皮素拮抗剂等。

（14）润肤剂　羊毛脂、丙二醇、凡士林、5%～10%尿素、尿囊素、玻璃酸酶等。

（15）抗衰老剂　胶原蛋白、透明质酸、硫酸软骨素、胎盘蛋白提取液、维生素E、维生素C，中药人参、灵芝、当归等。

（16）糖皮质激素制剂　具有抗炎、抗免疫、止痒等作用。按其作用的强弱大致分为弱、中、强效三类。弱效有0.5%～1%氢化可的松、0.25%～1%甲基泼尼松龙；中效有0.05%醋酸地塞米松、0.025%～0.1%曲安奈德、0.01%氟轻松、0.5%醋酸氢化泼尼松等；强效有0.1%丁酸氢化可的松、0.05%戊酸倍他米松、0.1%氯氟舒松、0.05%卤米他松等。

（17）杀虫剂　杀灭疥螨、蠕形螨等寄生虫。5%～10%克罗米通、5%～10%硫黄、50%

百部酊、5%过氧化苯甲酰等。

二、外用药物的常用剂型

不同的剂型是为了充分发挥药物的治疗作用，使其适用于不同皮损情况和不同的部位。

（1）溶液　是由水及水溶性药物组成的，供局部皮损洗涤、涂擦、沐浴、湿敷等应用，具有散热、收敛、止痒、消炎及清洁的作用。适用于急性皮炎伴渗出者、二度烫伤后水疱溃破的渗液面。

常用的溶液有3%硼酸溶液、0.1%利凡诺尔溶液等。常用做湿敷，使用比创面略大的消毒纱布6～8层（也可以普通消毒口罩代用），浸透溶液拧半干，以不滴水为度，放在创面上，平均每隔15～30分钟更换纱布一次，需保持纱布的清洁和湿润。大面积湿敷要考虑到药物吸收中毒的可能性。

（2）粉剂　是由一种或多种干燥粉末状药物均匀混合制成的，对局部皮损具有干燥、保护及散热的作用。适用于急性或亚急性皮炎无糜烂渗出者。

常用药物有氧化锌、滑石粉、淀粉等。用镊子夹棉球蘸粉撒布，或用纱布包粉剂外扑。外用粉剂因附着性差、作用时间短，需一日数次用药。注意：粉剂不要撒布于开放性创口内，以免形成异物，影响伤口愈合。

（3）洗剂　是由水和适量不溶于水的粉剂（30%～50%）混合而成的。用时需摇匀，然后用毛笔或棉签涂用。具有消炎、杀菌、收敛、保护及清洁等作用。适用于急性皮炎无渗液者，毛发部位不宜用。

常用药物有炉甘石洗剂、氧化锌洗剂、滑石粉洗剂等。洗剂除其中所加的消炎、杀菌、止痒药的作用外，主要是通过外用后，蒸发水分，降低皮肤温度，以达到治疗作用。所以涂用洗剂的次数，最好每天10次以上，这样才能使局部温度不断降低。

（4）酊剂　是由乙醇和溶于乙醇的药物组成的，有消炎、杀菌及止痒的作用。适用于慢性皮炎、瘙痒症等，禁用于急性炎症或渗出糜烂者。

常用的有止痒酊剂、癣药水等。药物涂用后由于酒精蒸发较快，再加上酒精制剂中含有止痒、脱皮的药物，从而能达到较好的治疗效果。有一定刺激性，故面部、黏膜部位及婴幼儿不宜应用。特别是癣药水，由于有强烈的刺激、脱皮作用，故必须在医生指导下进行。

（5）乳剂　是由油和水经乳化而成的剂型，分为油包水型（脂）和水包油型（霜）乳剂，具有滋润、保护、清凉、消炎、止痒等作用，较油剂清洁舒适、不污染衣服，但渗透性较差、作用比较浅。水溶性和脂溶性药物均能加入乳剂中使用。适用于亚急性或慢性皮炎而无渗出者。外用的皮质类固醇激素制剂，大多数使用乳剂作为基质。

（6）糊剂　是由粉剂（主要为氧化锌、20%～50%滑石粉）与凡士林（或加适量羊毛脂）混合而成的。具有消炎、保护创面、干燥等作用，药物透入皮肤比软膏弱但刺激性低。

适用于亚急性皮炎有少量渗出时，毛发部位不宜使用。

（7）软膏剂　是由基质（羊毛脂、凡士林等）和药物混合而成的，具有消炎、止痒、保护、滋润、软化痂皮等作用，比乳剂透皮作用强。适用于慢性皮炎无渗出者。由于软膏剂比较油腻，涂用后能使皮肤软化，易于药物深入吸收，对某些角化、慢性皮肤病（重度皲裂等）效果佳。

常用的软膏剂如复方苯甲酸软膏、硫黄软膏、芥子气软膏等。使用时先将双层纱布放在软膏板上，然后将软膏用软膏刀或压舌板均匀地涂在纱布上贴敷于患部，外用绷带包扎。

（8）油剂　主要是将药物加入植物油、动物油或矿物油中混合而成的，具有消炎、止痒、滋润、保护等作用。适用于亚急性皮炎无糜烂、渗出者。

（9）凝胶剂　是将药物加入有机聚合物丙二醇凝胶和聚乙二醇中制成的。局部涂用后形成一层透明薄膜，具有清凉润滑的作用，无刺激性，易水洗、不油腻。适用于亚急性或慢性皮炎，可护肤、润肤。

（10）硬膏剂　是将药物加在黏着性基质（如氧化锌橡皮膏、树脂等）上而成的剂型，具有软化皮肤、促进药物吸收、阻止水分蒸发、药效持久的作用。适用于慢性皮炎皮损肥厚者。

（11）涂膜剂　是将药物和成膜材料加入挥发性溶剂中制成的液体涂剂，具有保护皮肤、减少摩擦、防止感染的作用。适用于慢性皮炎无渗出者。

（12）气雾剂　是借助压缩气体或液化气体的压力，将药物从特制的容器中呈雾状喷出的制剂，作用同涂膜剂，使用简便，局部清爽。多用于寻常疣及跖疣等无渗出者。

（13）皮肤渗透促进剂　是一种溶剂，常用的有10%～70%二甲基亚砜溶液、1%～5%氮酮溶液、30%～70%丙二醇溶液、30%～100%甘油等，它能溶解药物，促进药物的透皮吸收。多用于慢性皮炎无渗出者。

三、外用药物的选择和注意事项

1. 种类的选择

皮肤病外用药物的种类很多，患者在使用时应根据皮肤损伤类型及部位来选择。如细菌性皮肤病选用抗菌药物；真菌性皮肤病选择抗真菌药物；变态反应性皮肤病选用糖皮质激素或止痒剂；角化不全性皮肤病选用角质促成剂；角化过度性皮肤病选用角质松解剂；有渗出者选用收敛剂。

2. 剂型的选择

（1）急性皮炎　若伴有糜烂、渗出者，选用溶液湿敷；若表现为红色斑疹、丘疹、未破的水疱、风团等无渗出者，选用粉剂、洗剂。

（2）亚急性皮炎　若红斑、丘疹伴有少量渗出者，选用油剂或糊剂；若无渗出，伴有鳞屑者，选用乳剂或糊剂。

（3）慢性皮炎 表现为皮损增厚、苔藓样变、角化过度，选用软膏剂、酊剂、硬膏剂、乳剂、涂膜剂。

（4）单纯瘙痒而无皮损者 可选用酊剂、乳剂。

3．注意事项

① 用法适当。告知患者用药的次数、用量、方法及用药部位、可能出现的不良反应等，以免影响治疗效果。

② 用量适宜、浓度得当。用药量应根据患者性别、年龄、皮损部位而选择。婴幼儿、妇女皮肤薄嫩处用量不宜过多；药物的浓度要适当，刺激性强的药物，从低浓度开始，根据患者的耐受情况，逐渐增加浓度；用药不宜过于复杂，以免发生不良反应时不易确定由何药所致。

③ 科学使用外用皮质类固醇激素类药物。皮质类固醇激素不宜长期和大面积使用，否则可致局部皮肤敏感、抵抗力降低，表皮萎缩、老化、毛细血管扩张、痤疮样皮炎及色素沉着等改变，此外通过皮肤吸收可引起全身性不良反应。因此，外用皮质类固醇激素时，一定要注意适应证，只适应于过敏性皮肤病、免疫性皮肤病。禁止把皮质类固醇激素当化妆品使用，以防引起激素依赖性皮炎，严重影响面部美容。

四、美容皮肤外用药物

1．皮肤增白类药物

皮肤增白类外用药物，包括氢醌霜、二氧化钛、氧化锌、左旋维生素C、水杨酸、维A酸等。主要作用在于阻止黑色素的生物合成，减轻皮肤的色素沉着而增白。

（1）氢醌霜（即对苯二酚）和壬二酸 机制：氢醌霜可阻断酪氨酸酶的活性，从而阻断黑色素的生成，因有潜在致癌性，已被禁用。壬二酸能抑制酪氨酸酶的活性，抑制黑色素的形成；能破坏正常黑素细胞的氧化系统，对黑素细胞的超微结构有损伤。

（2）二氧化钛

① 机制：物理性防晒剂，主要吸收280～350nm（UVB）波长紫外线。通过反射、散射及吸收部分紫外线达到防晒目的，防止皮肤晒黑，起到美白目的。

② 不良反应：较油腻，过敏易导致皮肤红肿、瘙痒，甚至溃疡化脓。

（3）氧化锌

① 机制：吸收280～400nm波长（UVA/UVB）的紫外线，能舒缓镇静敏感肌肤，是敏感性肌肤理想的物理性防晒剂。

② 不良反应：无，常用的二甲基硅油或硅盐酸包裹的氧化锌微粒对光化学反应更为稳定。

（4）左旋维生素C

① 机制：强还原剂，具有抗氧化作用。可促进胶原蛋白增生、修复紫外线对肌肤的伤害、淡化黑色素，还可减少皱纹。

② 使用方法：外涂或用仪器导入。

（5）水杨酸

① 机制：溶解质间的连接，促使皮肤角质层脱落，从而加速黑色素的移动，并随角质的脱落而增白皮肤。

② 使用注意事项：化妆品所含浓度被限制在0.2%～1.5%；过敏、脆弱皮肤不宜使用；使用后需加强保湿和防晒，眼周等皮肤黏膜处禁用。

（6）维A酸

① 机制：抑制黑素细胞的增殖；通过加速表皮更新促使黑色素快速丢失；使细胞间的黏着度下降，降低皮肤的保护屏障，促进其他脱色剂的渗透，并可与之合用，发挥协同脱色作用。

② 不良反应：部分患者使用后可出现皮肤轻、中度红斑，脱屑及灼热感等。随治疗时间的延长逐渐缓解，不影响治疗。

2. 增加色素药物

（1）补骨脂素

① 机制：光敏性化合物，光照后使酪氨酸酶活性增加，促进黑色素合成、转运及扩散，促使肤色恢复正常。

② 不良反应：接触部位可出现红斑、水疱、灼热、瘙痒或烧灼样疼痛。

（2）糖皮质激素

① 机制：可激活黑素细胞再生。

② 适应证：外用主要用于小的局限性皮损和儿童白癜风，尤其是手、足、唇和口周等处。

③ 常用外用糖皮质激素：卤米松霜（超强效）、0.05%丙酸氯倍他松或0.1%醋酸曲安西龙霜等。

④ 不良反应：长期应用易致毛囊性丘疹、皮肤萎缩等。

（3）其他

① 地蒽酚：0.1%地蒽酚软膏外用治疗局限性白癜风，1～2次/天，共8周。

② 氮芥：具有弱的免疫抑制作用。0.05%～0.1%的盐酸氮芥乙醇，2次/天。也可将氮芥乙醇加入糖皮质激素中，可减轻皮肤刺激症状和避免发生过敏反应的发生。

③ 他克莫司：特异性抑制钙调磷酸酶活性，阻断细胞活化和细胞因子产生，用于治疗白癜风。

3．治疗痤疮药物

局部外用药物是治疗轻度痤疮的首选方案，也是中、重度痤疮的基础治疗方案。

（1）维A酸霜/凝胶　浓度为0.025%～0.1%，可调节表皮角质形成细胞的分化，使粉刺溶解和排出。0.1%阿达帕林凝胶，对轻、中度痤疮有较好疗效。

（2）过氧苯甲酰　为过氧化物，具有杀灭痤疮丙酸杆菌、溶解粉刺和收敛作用。浓度为2.5%、5%、10%，从低浓度开始使用。使用含有5%过氧苯甲酰及3%红霉素的凝胶可提高疗效。本品慎用于哺乳期妇女。

（3）克林霉素　用乙醇或丙二醇配制，浓度为1%～2%。适用于皮肤干燥和敏感的痤疮患者。

（4）壬二酸　对痤疮丙酸杆菌有抑制作用及对粉刺有溶解作用。可配制成15%～20%的霜剂外用。

（5）二硫化硒　具有抑制真菌、寄生虫及细菌的作用，可降低皮肤游离脂肪酸含量。配制成2.5%二硫化硒洗剂，涂于脂溢部位，约20分钟后用清水洗去。

（6）硫黄洗剂　具有调节角质形成细胞的分化、降低皮肤游离脂肪酸等作用，对痤疮丙酸杆菌有一定的抑制作用。配制成5%～10%洗剂使用。

（7）夫西地酸　对皮肤细菌感染有效，尤其对脓疱及炎性丘疹等损害效果最佳。

4．治疗脂溢性皮炎药物

（1）复方硫黄洗剂　每晚1次，外用。

（2）抗真菌剂　2%酮康唑洗剂、1%联苯苄唑洗剂、3%克霉唑乳膏、2%咪康唑乳膏等。

5．治疗面部激素依赖性皮炎药物

采用改善面部皮肤屏障功能的制剂：润肤保湿剂或氧化锌糊剂，他克莫司软膏和吡美莫司乳膏，治疗1周后病情即可改善。

6．预防瘢痕药物

（1）肝素钠　抑制成纤维细胞增殖，增加组织水合性，使胶原组织疏松；还有抗炎、抗过敏作用。

（2）多磺酸粘多糖乳膏（喜疗妥）　具有溶解结缔组织中的纤维素、保持水分、抗炎、抗增生作用。

（3）硅胶膜　临床用于瘢痕疙瘩的治疗和预防。将凝胶涂布于整个瘢痕周边，且每日至少使用12小时以上，持续使用12个月。

7．遮盖霜

遮盖霜是一种用于白斑人群的化妆品，涂后生成仿生物蛋白黑色素（对表皮蛋白有高度亲和力），达到遮盖目的。防水防磨，可维持2～7天。对普通肤色或较白肤色者的效果好；

肤色深者，多涂几次；患处有色素岛的，涂抹时易绕开。

第三节　物理化学治疗

一、微波治疗

1. 作用原理

微波治疗的作用原理为用频率300～3000MHz、波长1～1000mm的电磁波的热效应来破坏组织，从而达到治疗疾病的目的。其在治疗中具有止血作用好、无烟尘形成的优点，临床应用广泛。

2. 适应证

微波治疗适用于蜘蛛痣、毛细血管扩张症等血管性病变，也可适用于病毒疣、色素痣、皮肤肿瘤等各种赘生物，还适用于腋臭。瘢痕体质的人群禁用。

3. 治疗方法

微波治疗方法包括接触式凝固、针刺式凝固、微波刀方式，可根据皮损的部位和形态选用不同的功率，对病变组织进行凝固切割。术后伤口局部保持干燥，避免接触水及过度出汗等。

二、冷冻治疗

1. 作用原理

冷冻治疗是利用制冷剂产生的低温作用于病变组织，使之坏死或诱发生物学效应，达到治疗目的。常用的制冷剂有液氮（-196℃）、二氧化碳（-78.9℃）、氟利昂-12（-29.8℃）、氟利昂-22（-40.8℃）、液体空气（-186℃）等。其中液氮由于具有温度低、无色、无味、无毒、不易燃、不易爆、来源广、价格便宜等特点，因此是目前皮肤美容冷冻术中最常用的制冷剂。

2. 适应证

冷冻治疗适用于寻常疣、扁平疣、尖锐湿疣、雀斑、结节性痒疹、血管瘤、脂溢性角化、化脓性肉芽肿及浅表良性肿瘤等。临床应用时需注意，寒冷性荨麻疹、冷球蛋白血症、冷纤维蛋白血症、雷诺现象以及年老、体弱和对冷冻不能耐受者，均不宜进行冷冻治疗。

3. 治疗方法

冷冻治疗方法有喷射冷冻和接触冷冻。前者是将冷冻剂喷射到病变组织表面，后者是按皮损情况选择适当大小的冷冻头进行接触冷冻，还有一种最简便的方法是用棉签浸蘸液氮涂于皮损上进行冷冻。冷冻时组织有不同程度的结霜及变硬，表现为局部组织变霜白及苍白反应，数分钟后组织解冻，呈现不同程度的水肿反应，甚至发生水疱或大疱，并有渗液、糜烂、溃疡。此时应辅以必要的创面保护，如用无菌纱布、凡士林纱布外敷或消炎药膏涂抹等处理。1～2周内创面可干燥、结痂，约2～3周痂皮脱落而愈，局部留有暂时性的色素沉着或色素减退斑，一般可逐渐恢复。冷冻对组织的破坏程度与制冷剂的温度、冷冻时间、冻融（冷冻使组织结成冰块后自然融解）次数及是否同时施压，减少局部血流有关。

三、化学剥脱术

化学剥脱术又称药物腐蚀术、换肤术，是使用化学制剂去除和损伤皮肤的外层，通过皮肤组织的修复和再生，以达到改进皮肤质地、使其平滑的目的，对面部皮肤瑕疵、皱纹和不均匀的色素沉着有效。

化学剥脱术的本质是人为控制的化学烧伤，一般根据其腐蚀程度深浅，将剥脱剂分为3类。①浅度剥脱剂：剥脱深度约为0.06mm，可达表皮颗粒层及真皮乳头上层，常用的剥脱剂有10%～25%三氯乙酸、Jessner液（内含间苯二酚14g、水杨酸14g、85%乳酸14mL、95%乙醇100mL）等。②中度剥脱剂：剥脱深度约为0.45mm，可达真皮乳头层及网状层上部，常用的剥脱剂有88%苯酚、35%～50%三氯乙酸等。③深度剥脱剂：剥脱深度约为0.6mm，可达真皮网状层中部，常用的剥脱剂有Baker-Gordon（贝-高）液等。实际上，剥脱剂渗透的深度是受多种因素影响的，如剥脱剂的种类、浓度、用量、使用次数、是否联合使用，表皮屏障的完整性及治疗前的用药情况、皮肤的清洁度和解剖厚度等。

浅度剥脱剂适用于治疗浅表的角化性疾病、轻度的表皮色素异常、黑头粉刺和极细小的皱纹；中度剥脱剂适用于治疗光线性角化病、炎症后色素沉着、文身、雀斑样痣、色素痣和细小的皱纹；深度剥脱剂适用于治疗慢性光损伤的各种损害、脂溢性角化、疣、痤疮瘢痕、浅表瘢痕、皮脂腺增生、睑黄瘤等。

在进行化学剥脱术前，应了解患者的一般状况及皮肤分型，向患者讲明术中及术后的反应，取得患者合作。具体的操作顺序是：先消毒皮肤，铺手术单，留出手术视野，再视病变大小用专用毛刷、棉签蘸取适量药液，涂于选定区域。涂药要均匀，见皮肤发白时，用纱布擦去药液。治疗好一个区域，盖好纱布再治疗下一个部位。术后要给予抗感染治疗，以防感染和减轻水肿，创面的痂皮应让其自行脱落。为防止术后色素沉着，可予口服维生素C和维生素E，术后3个月要避免日晒，避免任何刺激。术后的并发症有色素沉着、红斑、痤疮、慢性皮炎、毛细血管扩张等，若发生要及早给予对症处理。

第四节　光电治疗

一、激光治疗

激光是受激辐射放大的光，它具有一般光所没有的特性，即单色性、相干性、平行性、高能量和易于聚焦几个特性。利用这些特性，可以将激光束高度聚焦，对向靶组织，做准确、细致的切割和焊接，以其高能量容易地将组织凝固、气化和炭化，达到治疗目的。多用于治疗色素性皮肤病和血管性皮肤病，运用美容激光器精确地、高选择性地破坏和清除病变组织，没有留下或留下最少并发症和副作用，达到最好的美容效果。

依据激光器腔内所填充的介质可分为固体、气体、液体、半导体激光器。固体激光器有红宝石激光器、翠绿宝石激光器、倍频Nd：YAG激光器等，功率大，耗材小；气体激光器有CO_2激光器、铜蒸气激光器、氩离子激光器及氦离子激光器等，作用快速，穿透力较小，安全性高；液体激光器包括各种染料激光器，输出功率大，临床效果明显，但耗材大；半导体激光器体积小、效率高、使用寿命长，是目前激光的一个发展趋势。

依据释放能量的方式可分为连续、半连续和脉冲激光。连续激光是以稳定、连续的光束释放能量，如CO_2激光、氩离子激光及氦离子染料激光；半连续激光也是以脉冲的形式释放能量，所不同的是每个脉冲之间的间隔时间非常短，也不可调节，其临床效果和连续激光效果相似，如铜蒸气激光；脉冲激光的能量是以脉冲的形式释放的，即治疗剂量的激光能量在一个固定的时间内释放出来就称为一个脉冲，而每个脉冲之间的时间是可控的，依据脉冲的宽度又可分为长脉冲激光（脉冲宽度为毫秒级）如CO_2激光、长倍频Nd：YAG激光，短脉冲激光（脉冲宽度为纳秒级）如各种Q开关激光。

激光治疗有如下适应证：

（1）皮肤表面增生物　主要用CO_2激光治疗（图4-1）。CO_2激光是临床上应用最广泛的一种激光，通过热效应的原理发挥作用。对组织的破坏和切割可精确地局限在照射部位，这是CO_2激光最大的优点。利用这一

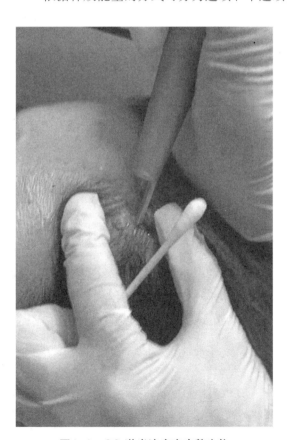

图4-1　CO_2激光治疗表皮赘生物

优点，可治疗的病种有寻常疣、尖锐湿疣、丝状疣、睑黄瘤、皮赘、汗管瘤、脂溢性角化、色素痣、面部肉芽肿、血管角皮瘤、基底细胞癌等。CO_2激光治疗必须按无菌操作进行，操作者和患者均应注意对眼的保护。

拓展阅读
激光去斑原理

（2）色素性皮肤病　常用的色素类美容激光包括Q开关红宝石激光（波长694nm）、Q开关Nd：YAG激光（波长1064nm）、铜蒸气激光（波长511nm）、倍频Nd：YAG激光（波长532nm）、Q开关翠绿宝石激光（波长755nm）、非相关性强脉冲光（IPL）（波长500~900nm）等。所有这些波长的激光都能有效地治疗色素性皮损而不损伤其周围的正常组织，它的治疗原理是选择性的光热作用。在色素性皮肤病的激光治疗中，黑色素是吸收能量最主要的基团，根据黑色素的多少和位置深浅来选择不同波长和不同治疗参数的激光治疗。其中脉冲激光能选择性地作用于色素颗粒，对周围邻近组织没有破坏，能达到既治疗色素又不留瘢痕的美容治疗效果。波长为511nm、532nm、500~900nm的激光，适合治疗表皮层的色素性皮肤病，如雀斑、咖啡斑、单纯性雀斑样痣、色素性表皮痣、脂溢性角化、日光角化病等；波长为694nm、755nm的激光，适合治疗表皮及真皮交界的皮肤病；波长为1064nm的激光，适合治疗真皮层色素性皮肤病，如太田痣、蓝痣、伊藤痣、颧部褐青色痣、外源性色素沉着症（文身、金属性色素沉着症、爆物沉着症）等（图4-2）。

（3）血管性皮肤病　其治疗机理是选择性光热作用，特定波长的激光被血液中的血红蛋白选择性吸收，瞬间吸收的高能量使血管凝固或破坏，从而达到治疗目的。临床比较常用的血管类美容激光有：连续Nd：YAG激光（波长1064nm），适用于小面积的毛细血管扩张症、结节状或疣状增殖的血管瘤，该激光穿透力强，治疗时使皮肤血管瞬间消失和皮肤变白即可，激光流量和治疗时间过量则会形成深在损害及瘢痕；可调脉宽倍频Nd：YAG激光（波长532nm），适用于鲜红斑痣、大面积毛细血管扩张症等；585nm脉冲染料激光，适用于各种血管性皮肤病尤其是管径较细的血管性皮肤病；595nm可调宽染料激光，适用于各种血管性皮肤病；Photoderm强脉冲光及980nm激光，适用于各种血管性皮肤病尤其是深部血管性皮肤病。

（4）多毛症　根据选择性光热作用原理，选择适合的波长、脉宽和能量密度，使激

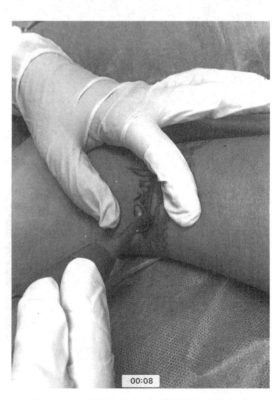

图4-2　Q开关Nd：YAG激光治疗文身色素

光精确地破坏毛囊而不引起周围组织的损伤。常用的美容脱毛激光器有：半导体激光器是目前比较理想的激光脱毛器之一，可以治疗各部位的多毛；翠绿宝石激光器，对肤色很浅而毛干色素很深的患者，临床效果更好；强脉冲光（IPL）器，强脉冲光也称强光，脱毛效果确切，是目前比较理想的激光脱毛器之一。脱毛的疗效是积累性的，治疗的次数越多，最终的效果会越好。

（5）皮肤糜烂、溃疡 用氦氖激光治疗。氦氖激光波长为632.8nm，对组织有较深的穿透性，可改善皮肤微循环，增强机体免疫功能，促进炎症的吸收和创面的修复，对皮肤的神经末梢是一种温和的热刺激，可止痛。适用于皮肤表面糜烂、溃疡，以及斑秃、带状疱疹、玫瑰糠疹等。

二、电疗

（1）电解术 用电解针作用于局部病变组织，从而引起组织破坏。主要用于色素痣、蜘蛛痣、毛细血管扩张症、局限性多毛症等。

（2）电灼术（电干燥法） 使用高电压、低电流对病变组织进行烧灼破坏。主要适用于寻常疣、化脓性肉芽肿等。

（3）电凝固术 利用高频电在组织产生的热能使组织蛋白发生凝固而无炭化。适用于较大范围的病灶及血管性损害。

（4）电烙术 是用电热丝烧灼破坏、去除病变组织的方法。适用于化脓性肉芽肿、寻常疣、皮赘等较小的皮肤良性肿瘤。

三、光疗

光疗是利用光线的生物学效能治疗疾病的方法，常见的有以下几种。

（1）紫外线疗法 紫外线疗法具有调节内分泌、提高机体免疫功能、促进血液循环、改善局部营养、刺激上皮生长，以及杀菌、镇痛、止痒、促进色素形成的作用。紫外线的波长范围为180～400nm，皮肤科常用长波紫外线UVA（320～400nm）和中波紫外线UVB（280～320nm）治疗玫瑰糠疹、银屑病、白癜风、毛囊炎、丹毒、慢性溃疡、斑秃、痤疮、带状疱疹、冻疮、局限性皮肤瘙痒症等。有活动性肺结核、甲状腺功能亢进、红斑狼疮、心肝肾功能不全者及光敏感者均禁用紫外线照射。紫外线治疗应根据病情的需要给予不同强度的照射，照射强度一般分亚红斑量、红斑量、超红斑量。红斑量治疗每周2～3次，剂量每次增加20%～30%，10次为1个疗程，照射时需戴防护眼镜。

（2）光化学疗法 是以内服和外用结合光敏剂紫外线照射皮肤引起光化学反应来治疗疾病的一种方法。常用的光敏剂是8-甲氧补骨脂素（8-MOP）或三甲基补骨脂素（TMP），口服或外涂后，在长波紫外线的照射下可产生光敏反应，抑制表皮细胞合成，抑制全身免疫反应。用于治疗银屑病、白癜风、斑秃、过敏性皮炎、扁平苔藓、掌跖脓疱病等。使用本疗法前，测定最小光毒剂量，测定前2小时口服8-甲氧补骨脂素，剂量按每千克体重0.5mg计算，也可外涂8-甲氧补骨脂素溶液。开始用最小光毒量，以后逐渐加大剂量，每周2~3次，口服药物后，患者12小时内应戴墨镜保护眼睛，避免日晒，避免食用光敏食物。治疗期间可有胃肠反应和局部皮肤干燥、瘙痒、色素沉着、红斑等反应，长期使用可引起白内障、皮肤老化和诱发皮肤肿瘤。有严重器质性疾病、光感性疾病、白内障者，以及年老者、12岁以下儿童及孕妇等禁用。

（3）光动力学疗法　是利用光敏剂（血卟啉等）注入体内，在光的作用下使机体组织发生变化，从而达到治疗目的的一种方法。临床用于治疗鲜红斑痣效果较好，亦可用于皮肤恶性肿瘤的治疗。近年来，光动力疗法对中重度痤疮疗效显著，这种新方法、新途径引起了世界皮肤科界的广泛关注。

四、X射线疗法

X射线对生长及分裂较快的细胞有抑制作用，能减少汗腺、皮脂腺的分泌和闭塞微血管，并有止痒和镇痛作用。可用于治疗慢性湿疹、神经性皮炎、瘢痕疙瘩、草莓状血管瘤、海绵状血管瘤、局限性多毛症和臭汗症、慢性丹毒、皮肤癌等。临床上常用的有浅层X射线治疗机、软X射线治疗机和接触治疗机等。照射的剂量可根据病种、病情、发病部位及皮损面积大小而定。浅层X射线的剂量一般为每次0.75~1Gy，每周1~2次，6~8次为1个疗程，治疗瘢痕疙瘩时的剂量要大些。治疗中要避免剂量过大，注意副作用的发生。

五、射频

射频电流作用于皮肤组织后产生一种反向的温度梯度，使表皮下方组织的温度升高比表皮更明显，致深层皮肤甚至皮下组织的柱状加热和收紧，并保护表层以防止热损伤，从而达到相对选择性的治疗目的。这种热效应可作用于皮肤老化、皮肤松弛、炎性痤疮及萎缩性瘢痕等皮肤问题，从而达到治疗目的，这为射频技术在美容方面的临床应用提供了有力的理论依据。

复习思考题

1．美容皮肤科常用药物有哪些？如何应用？

2．皮肤美容微波及冷冻治疗适应证是什么？

3．光电、化学治疗的治疗范围有哪些？

第五章

皮肤亚健康

学习要点

皮肤亚健康的常见皮肤类型定义、皮损特点；毛孔粗大、敏感性皮肤、黑眼圈和眼袋等问题的诊断、鉴别诊断、治疗指导及美容养护指导；皮肤老化的原因、治疗方法及美容养护指导，皮肤自然老化与光老化的区别。

第一节　毛孔粗大

毛孔粗大属于皮肤的亚健康状态。

拓展阅读
毛孔粗大的因素

一、病因病理

1. 内在因素

（1）油脂分泌过度　由于遗传、饮食等诸多因素，皮脂腺分泌旺盛，过剩的油脂堆积在毛囊里，使毛孔膨胀，慢慢就会显得毛孔粗大。

（2）角质堆积堵塞　皮肤新陈代谢不顺利，老化角质无法如期脱落，粗厚角质堆积在毛孔周围，毛孔变粗糙，同时也容易被堵塞，导致形成黑头、白头粉刺，逐渐撑大毛孔内部。

（3）肌肤老化萎缩　通常超过25岁以后，毛孔就会逐渐出现松弛、粗大的问题，加上外在环境的污染，真皮层的弹力纤维、胶原蛋白开始松垮、断裂，失去周围支撑力的毛孔，就会出现椭圆形的毛孔粗大形态。这种情形最易出现在法令纹附近的脸颊部位。

（4）肌肤干燥缺水　当皮肤表面缺水时，角质层会出现干燥、粗糙的外观，毛孔就会变得更加明显。

2. 外在因素

① 吸烟是引起毛孔粗大的原因之一。吸烟可使血管收缩，血液循环减慢，养分无法顺利地送达皮肤细胞，于是干燥、老化就会提早出现，脸部线条自然下垂，毛孔粗大。

② 挤面疱、粉刺时过度刺激引起皮脂囊积存过多的皮脂，而当毛孔受污物阻塞时，毛囊就容易发炎。如果过度挤压面疱、粉刺，致使表皮破裂，一旦伤害到真皮，因其缺乏再生功能，便难以产生新细胞，就会留下凹凸瘢痕，使毛孔变得粗大。

③ 使用某些强力消炎品，使角质层增厚后，导致毛孔被严重堵塞，使毛孔变得粗大。

二、诊断

1. 发病部位

毛孔粗大主要在鼻翼、面颊、额头、下巴等部位最常见（图5-1）。

2. 损美体现

（1）皮损特点　根据临床表现将毛孔粗大分为油性毛孔粗大、干性毛孔粗大、衰老性毛孔粗大三种类型。发病部位主要表现为毛囊角化，皮肤

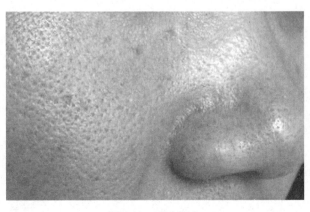

图5-1　毛孔粗大

油脂代谢紊乱，皮肤干燥、缺水，肤色暗沉，皮肤质地粗糙，肤色不均匀等相关症状。

（2）伴随症状及病程　油性毛孔粗大会伴发皮脂代谢紊乱及痤疮的发生；干性毛孔粗大可伴发各种皮肤问题，如色斑、红血丝、皮肤敏感等；衰老性毛孔粗大常伴发皮肤粗糙、肤色暗黄、皱纹明显。病程常随毛孔粗大情况改善而缓解。

3．相关辅助检查

可运用滤过紫外线和皮肤测试仪检查，分析皮肤类型和皮肤状态，为养护和治疗指导提供依据。

4．美学分析与审美评价

油性毛孔粗大会有粉刺突出物，同时肌肤泛黄、暗沉；缺水性毛孔粗大，毛孔呈椭圆形，同时肌肤纹理较明显；衰老性毛孔粗大，皮肤粗糙，皱纹明显。

出现毛孔粗大现象会影响容貌视觉审美，使患者精神紧张、情绪低落、焦虑、烦躁，影响患者心理健康。青春期发病者，对青少年的心理和社交造成较大的影响。

三、鉴别诊断

1．毛孔粗大与毛孔堵塞

（1）相同点　两者都是最常见的皮肤问题，都会出现皮肤粗糙、肤色不均。

（2）不同点　毛孔粗大原因之一是油脂分泌过度而致毛孔堵塞；毛孔堵塞，里面的油脂排不出来，就会导致皮肤粗糙或形成粉刺，两者有因果关系。

2．毛孔粗大与毛周角化过度

（1）相同点　两者都会出现皮肤干燥、粗糙。

（2）不同点　毛孔粗大常由皮脂分泌过多、角质堆集引起，无遗传性，好发于颜面部；毛周角化过度是因为毛孔被角化的角质塞住，出现毛孔粗糙的小红疹，具有遗传特性，发生部位以双臂、小腿、大腿最常见。

四、治疗指导

分型对症治疗如下：

（1）干性毛孔粗大

① 超声导入或射频导入补水：促进水分吸收，改善皮肤干燥。超声导入每周2次，射频导入每周1次，均为6次一个疗程。

② 美塑疗法：即中胚层疗法，指将透明质酸等物质注射到真皮层，每月1次，3～4次为一个疗程。

③ 强脉冲光：每月1次，2～3次为一个疗程。

④ 医学护肤品：使用具有舒缓、保湿、防晒功能的医学护肤品。

（2）油性毛孔粗大

① 果酸治疗：2~4周1次，4次为一个疗程。

② 点阵激光：1~2个月1次，3次为一个疗程。

③ 医学护肤品：使用具有舒缓、控油功能的医学护肤品。

（3）衰老性毛孔粗大

① 射频、电波、超声刀治疗：射频、电波治疗1个月1次，5~6次为一个疗程；超声刀治疗3个月1次，3~5次为一个疗程。

② 黄金射频微针治疗：1~2个月1次，5次为一个疗程。

③ 医学护肤品：使用具有修复皮肤屏障功能的医学护肤品。

五、美容养护指导

1. 家居工作日常皮肤养护

① 卸妆和清洁，认真做好每日的卸妆和清洁工作。清洁时，可先将卸妆乳或是卸妆水倒入掌心，点在面上，轻轻推至全脸，再用洁面产品清洗一次。选择正确的洁面产品洁面可达到彻底洁净皮肤的效果，如没有彩妆或过厚重的隔离粉底及防晒品等，则无须每日卸妆。

② 冰敷或毛巾冷敷。用化妆棉蘸湿冰过的化妆水，敷在脸上或毛孔粗大的地方，可以起到较好的收敛效果。把干净的专用小毛巾放在冰箱里，洗完脸后，用冷毛巾轻敷于毛孔粗大的部位几秒。

③ 调整生活方式、生活习惯，应尽量戒除烟酒，饮食宜清淡，少食油腻、煎炒、高糖及刺激性食物。

④ 调整不当的护理习惯，早、晚规律护肤，使皮肤保持水油平衡。

2. 美容会所皮肤美容调治

① 疾病缓解后可持续性地定期做果酸治疗，2个月1次。

② 可以使用相应医学护肤品。

③ 进行美容健康指导，定期进行果酸及点阵激光治疗。

六、预防指导

① 避免紫外线的照射，做好物理避光，如撑伞、戴帽子等。

② 做好清洁工作，避免清洁时水温过高、清洁次数过多（每天清洁次数为早、晚各1次）。

③ 避免冷热刺激。

④ 避免摩擦皮肤（发型、衣领、围巾、口罩、枕巾等）。

⑤ 饮食宜清淡，多吃蔬菜水果，饭菜尽量清淡。

⑥ 忌食油腻、辛辣刺激性食物及发物，如生的葱、姜、蒜，以及辣椒、芥末、萝卜、酒、羊肉、海鲜等。多食用粗纤维食品，建议喝豆浆。

⑦ 学习正确家居护肤方法、洗澡方法、敷面膜方法等。

⑧ 补充皮肤含水量，调整皮肤水油平衡。

⑨ 放松心情，释放压力，保证充足的睡眠。

| 知识链接 |　　**油性毛孔粗大皮肤护肤品的正确选择**

　　　首先，选择清洁效果好的弱酸性洁面产品，清除毛孔内的油脂和污垢；其次，选择保湿滋润皮肤的产品，保持皮肤柔软、水油平衡；最后，可以通过扫粉来中和皮肤表面油脂。

第二节　敏感性皮肤

敏感性皮肤是指皮肤在受到外界刺激时，易出现红斑、丘疹、毛细血管扩张等客观体征，同时伴有瘙痒、刺痛、灼热、紧绷感等主观症状的一种特殊的皮肤状态。敏感性皮肤已成为普遍的皮肤问题，目前在全世界有25%～50%的人呈现为敏感性皮肤。流行病学调查结果显示，认为自己是敏感性皮肤的人群几乎占成年人的25%。

一、病因病理

敏感性皮肤的病因及发生机制目前尚未完全清楚，可能是由于角质层被剥脱、溶解、变薄、炎症，产生大量未成熟角质细胞，由未成熟角质细胞构成的角质层防护能力非常脆弱，甚至出现大面积的空洞，皮肤保护能力减弱、通透性增强，外界有害物质容易侵入皮肤，造成皮肤敏感。

1. 内在因素

引起皮肤敏感的内在因素主要包括遗传、种族、性别、年龄及某些皮肤病。

（1）遗传　敏感性皮肤有一定家族史。

（2）种族　有研究显示白色人种和亚洲人的皮肤易敏感，而在亚洲人中，又以日本人皮肤敏感者最多。目前认为皮肤敏感程度的不同可能与肤色有关，肤色较浅者血管反应性强，较易发生皮肤敏感。也有学者认为皮肤敏感程度没有种族差异。对于肤色、人种与皮肤敏感程度的关系，可能与敏感性皮肤的影响因素较多，不单纯受肤色、人种影响有关。

（3）性别　女性较男性更易出现皮肤敏感，这可能与男女皮肤结构不同有关。男性表皮显著厚于女性，同时由于男女激素水平的差异，女性皮肤易对外界刺激及炎症反应敏感。

（4）年龄　年轻人比老年人更易出现皮肤敏感，可能与老年人皮肤感觉神经功能减退、神经分布减少有关。

（5）皮肤病　某些皮肤病可使皮肤敏感性增高，例如激素依赖性皮炎、化妆品皮炎、痤疮、酒渣鼻、接触性皮炎、特应性皮炎、日光性皮炎等，可致皮肤屏障功能受损，皮肤抵御外界刺激能力下降，引起皮肤敏感；反过来，皮肤敏感又可加重这些皮肤病。

2．外在因素

大部分敏感性皮肤在外搽普通化妆品及季节变化、日光或食物等影响下出现症状。

（1）化妆品　敏感性皮肤的人容易对化妆品不耐受，某些化妆品中所含的香料、色素、防腐剂等原料可致皮肤敏感。

（2）环境　环境变化会影响皮肤状态，如冬天气温、空气湿度较低，使角质层含水量降低，皮肤易敏感；春季花粉较多、气温升高都易引起皮肤敏感。气候变化、温度变化、紫外线、干燥、风、灰尘、羽毛、早春花粉等外界环境因素均可诱发皮肤敏感。

（3）日光　有学者研究表明，日光可引起皮肤敏感。紫外线可致皮肤损伤，使血清和表皮中白介素增加，激活细胞黏附因子，致局部炎性细胞浸润，各种炎症介质释放，特别是组胺、前列腺素D、前列腺素E、前列腺素F和激酶，使皮肤产生炎症反应。有研究发现，皮肤中含有硝酸盐，经阳光中的紫外线照射，会形成一氧化氮，而一氧化氮可以引起面部毛细血管扩张。

（4）食物　皮内试验阳性率最高的六种食物分别为牛肉、羊肉、虾、牛奶、螃蟹、海鱼，提示蛋白质食物易引起皮肤敏感。

（5）不正确的护肤方式　过度清洁、去角质、大力摩擦、频繁护理、不当使用各种美容仪器等因素也会造成皮肤敏感。

二、诊断

1．发病部位

敏感性皮肤主要发生在颜面部。

2．损美体现

（1）皮损特点　红斑、丘疹、毛细血管扩张、皮肤潮红等（图5-2，彩图5-2）。

敏感性皮肤一般有四种类型：

① 皮肤外表正常，但容易出现红斑、丘疹及瘙痒等症状者；

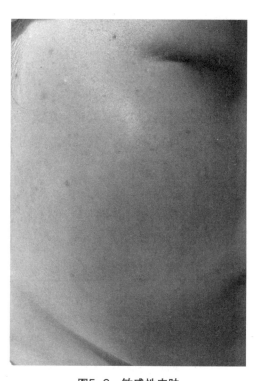

图5-2　敏感性皮肤

②患有皮肤疾病，并有明显的临床表现者；

③有皮肤疾病史，但无临床表现，处于亚临床期者；

④皮肤屏障曾受过损伤，但目前尚无明显症状者。

（2）伴随症状及病程　可伴有瘙痒、刺痛、灼热、紧绷感等自觉症状，持续数分钟至数天不等；可伴有交感神经兴奋表现加重敏感性皮肤皮损，易使疾病反复发作，病程较长；还可伴有某些皮肤病，如激素依赖性皮炎、化妆品皮炎、接触性皮炎等可致皮肤敏感的原发病。

3．相关辅助检查

可运用滤过紫外线检查和皮肤测试仪检查，分析皮肤类型和皮肤状态，为养护和治疗指导提供依据。

4．美学分析与审美评价

敏感性皮肤的皮损发生于颜面部，以红斑、丘疹为主要表现，造成肤色不均匀、出现病理性雕刻度，影响容貌视觉审美。敏感性皮肤症状易反复，对多种化妆品不耐受，使患者精神紧张、情绪低落、焦虑、烦躁，影响患者心理健康。

三、鉴别诊断

与过敏性皮肤相鉴别。

（1）相同点　皮肤在受到各种刺激如产生不良反应的化妆品、化学制剂、花粉、某些食品、污染的空气等，均可导致皮肤出现红肿、发痒、脱皮等异常现象。

（2）不同点　过敏性皮肤是指已经产生过敏（皮肤炎症）症状的皮肤，是由外界致敏物质与体内抗体结合的Ⅳ型变态反应引起的以皮炎症状为主要表现的一种皮肤状态；敏感性皮肤是指皮肤脆弱、敏感，比正常皮肤容易过敏，而未见炎症性症状，是过敏性皮肤的前期。

四、治疗指导

1．一般治疗

叮嘱患者应尽量避免接触诱发因素，如日晒、花粉等，多吃新鲜蔬菜、水果、富含维生素的食物；用温凉水洗脸，保持心情舒畅，不熬夜，保证充足的睡眠；化妆品最好选用专业、无添加、无刺激的护肤品。

2．药物治疗

症状严重的敏感性皮肤，可使用药物治疗。

（1）全身治疗　抗组胺药可减轻炎症反应及瘙痒症状；对紫外线照射后皮疹加重的患者，可加服羟氯喹片0.1mg，每日2次，羟氯喹片有抗光敏作用；非甾体抗炎药，如阿司匹林片，可减轻花生四烯酸的释放，可与抗组胺药合用，由于阿司匹林片有一定的胃肠道副作用，因此尽量选用肠溶制剂；症状严重时可配合小剂量、短时程糖皮质激素治疗。

（2）局部治疗 3%硼酸溶液湿敷有一定的收敛作用；还可选用不含氟的糖皮质激素外用，但应注意当症状减轻时，需要尽快减少糖皮质激素的使用，以免形成激素依赖性皮炎；外用他克莫司软膏可替代糖皮质激素，症状重时可短时外用。

五、美容养护指导

1. 家居工作日常皮肤养护

① 日常洁面可用温和的弱酸性产品，禁用去角质产品。用温水洁面，每日洁面次数不超过2次。

② 根据季节变化选用不同剂型的保湿剂，尽可能选用具有功效性的医学护肤品。

③ 外出防晒剂易选用含二氧化钛的物理性防晒剂。

④ 修复受损的皮肤屏障是日常护肤的重要措施。建议外用多磺酸粘多糖乳膏，配合透明质酸凝胶使用。

2. 美容会所皮肤美容调治

① 急性发作时可配合电离子或超声导入，同时可辅以冷喷、冷膜、冷导或黄光照射治疗。

② 皮肤状态稳定后可配合强脉冲光及射频治疗。

③ 避免各种刺激因素，避免滥用护肤品，保持良好心态，定期随访。

六、预防指导

① 减少各种刺激，加强保湿。

② 日常用温水洁面，使用无刺激性洗面奶，且一天洗脸不超过2次；禁止使用去角质类产品，待肌肤恢复正常后再考虑使用；不使用含酒精类、刺激类，如果酸、水杨酸、维A酸类产品的护肤品。

③ 尽量避免暴冷、暴热。

④ 少食辛辣、刺激性食物，如酒精、咖啡、浓茶，多食蔬菜、水果。

⑤ 注意规律作息，避免过劳、熬夜，保证睡眠。

| 知识链接 | **敏感性皮肤护肤品的正确选择**

敏感性皮肤的人容易对化妆品不耐受，某些化妆品中所含的香料、色素、防腐剂等原料可致皮肤敏感。护肤品成分中的以下专有名词是容易引起敏感的化

学物质：alcohol（酒精）、bronopol（溴硝丙二醇）、sorbic acid（山梨酸）、antiseptic substance（防腐剂）、spices（香料）。酒精在蒸发过程中会带走皮肤上的水分，让皮肤变得更干，会提高过敏系数；而防腐剂和香料刺激性较强，可直接导致皮肤过敏，尽量选择温和无刺激的品牌和植物成分的产品。洁面用品选择弱酸性的，避免使用碱性及清洁力强的产品，尤其以低泡的洁面产品为佳。不能使用渗透性强的精油类产品，减少去角质的次数，尽量选择黏土状的深层清洁类产品，慎用颗粒状的磨砂产品。

第三节　黑眼圈

黑眼圈是指当眼部皮下血管中的血液循环不好，导致眼圈淤血，或眼圈周围发生色素沉着时，在眼睛周围形成青蓝色或深褐色的阴影。

一、病因病理

引起黑眼圈的原因很多。

1. 眼睛周围表皮薄

因为眼睛周围的表皮天生较薄，所以肌肤的色素或皮下血管的颜色容易显现出来，而当血液流经此处的大静脉时，便会出现蓝黑色的眼圈。

2. 血液循环与过敏

血液循环差、鼻部过敏等情况都会产生黑眼圈。

3. 化妆品残留

眼部化妆品经常残留在皮肤上，未能完全清洁，以致化妆品的微粒渗透到眼皮，从而造成色素沉淀，产生黑眼圈。

4. 睡眠不足、疲劳过度

在人体疲劳过度，特别是夜间伏案写作等长时间用脑、用眼，睡眠不足，眼睑得不到休息而处于紧张收缩的情况下，该部位的血流量长时间增加，就会引起眼圈皮下组织的结缔组织中的血管充盈，从而导致眼圈淤血，滞留下暗黑的阴影。

5. 休息不够引起的肾会亏损

肾为先天之本，休息不足可引起肾会亏损，肾会亏损则两眼缺少精气的滋润濡泽。黑是肾之本色。肾气耗伤则肾之黑色浮于上，因此眼圈发黑。

6. 久病体弱、大病初愈

大病初愈或久病体虚的人，由于眼周围皮下组织薄弱，皮肤易发生色素沉着，并极易显露在上、下眼睑上，出现一层黑圈。这种情况尤多见于肾上腺皮质功能紊乱，内分泌及代谢障碍，心血管病变和微循环障碍，以及慢性肾病、肝病、结核病和其他慢性、消耗性疾病患者。

7. 月经不调

黑眼圈还常见于月经不调的患者，尤多见于未婚女性青年。患有功能性子宫出血、原发性痛经、月经提前或错后、经期过长、经量过大等，均会出现黑眼圈。这些情况或多或少兼有贫血或轻度贫血。在面色苍白、缺少光泽的对照下，黑眼圈会显得更突出。

二、诊断

1. 发病部位

黑眼圈通常见于双侧眶周，以下睑黑眼圈最常见（图5-3，彩图5-3）。

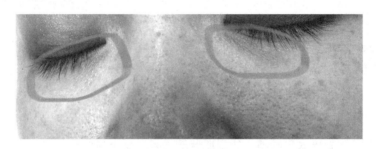

图5-3　黑眼圈

2. 损美体现

根据表现及病因不同，黑眼圈可分为色素型、血管型、结构型和混合型。

（1）色素型　较常见。眶周尤其是眶下皮肤呈灰色、棕色外观；部分患者因疲劳、睡眠不足而加重。

（2）血管型　眶周皮肤呈蓝色、粉色、紫色，部分伴有略突起的蓝色静脉，尤以下眼睑内侧最为显著；部分女性经期加重，可伴眶周皮肤水肿。

（3）结构型　因皮肤松弛褶皱、眶隔脂肪膨出形成眶下皮肤表面凸起或凹凸不平，在非正面光照时产生阴影，呈现黑眼圈样外貌。

（4）混合型　兼有上述2~3种类型表现。

3. 美学分析与审美评价

严格地说，黑眼圈属于一种病态，通常情况下当黑眼圈发生时，常伴有面无光泽、神情憔悴、精神疲倦等症状，影响了容貌美观。

三、鉴别诊断

与慢性肝病引起的黑眼圈相鉴别。

（1）相同点　都有黑眼圈的表现。

（2）不同点　慢性肝病尤其是肝功能长期不正常、肝大者，黑眼圈往往长期存在，大约有20%的肝病患者在暴露部位，如面部、眼眶周围有色素沉着，呈现出"黑眼圈"；单纯的黑眼圈不一定有肝病症状。

四、治疗指导

1．西医治疗

（1）外用药物治疗　常用于色素型、血管型黑眼圈。常用2%～4%氢醌、0.01%维A酸制剂治疗色素型黑眼圈；维生素K_1对血管型黑眼圈有效。

（2）强脉冲光或调Q激光治疗　用于色素型黑眼圈，同时能明显地去除面部细小的皱纹、色素沉着和毛细血管扩张等光老化的现象。通常需要3～5个疗程便可以取得较为理想的效果，每次治疗的时间在20分钟左右。该技术没有副作用，治疗后第2天即可以恢复正常的工作和学习。

（3）微针疗法　可用微针在眼周真表皮交界处注入含有透明质酸、多种维生素、氨基酸、辅酶、核酸等复合营养成分的精华产品，也可以配合导入抗氧化、美白淡斑精华液，对色素型黑眼圈及皮肤松弛老化所致的结构型黑眼圈均有治疗作用。

（4）局部注射填充治疗　常用自体脂肪、透明质酸、胶原蛋白作为填充剂。对于血管型黑眼圈有效。

（5）手术治疗　适用于结构型黑眼圈。

2．中医治疗

中医对黑眼圈的治疗主要从脏腑气血来论治。脾虚血亏型，见眼睑周围皮肤淡黑，面色无华，神疲纳呆，腹胀便溏，或伴头晕心悸，舌质淡苔白薄，脉细弱；气滞血瘀型，见眼睑周围皮肤灰黑，伴胸肋胀痛、急躁易怒，舌质红苔薄黄，脉弦数；肝肾阴虚型，见眼睑周围青黑，头晕目眩，记忆力减退，失眠多梦，咽干口燥，腰膝酸软，舌质红少苔，脉细数。临床上当辨证论治，不可拘泥于某一验方以期包治。

治疗是一方面，同时希望大家能养成健康的生活习惯，注意用眼卫生。保持充足的睡眠、适量的运动、乐观的心态，更有助于远离黑眼圈，拥有好气色。

五、美容养护指导

1. 家居工作日常皮肤养护

① 对症下药，请教医生找出病因，及时治疗有关疾病，有助于黑眼圈的消除。

②保持精神愉快，减少精神负担。生活有规律，节制烟、酒，保障充足的睡眠，促使气血旺盛、容颜焕发，黑眼圈自然会减轻或消除。

③加强眼部的按摩，改善局部血液循环状态，减少淤血滞留，可预防、减轻和消除黑眼圈。

④多做眼保健操，多按摩眼睛周边穴位，增加其血液循环，让眼部周围血细胞活跃，对减淡黑眼圈有好处。

a. 做右眼时，将右手食指横放眼袋上，左手食指从眼角开始，拍打右手食指至眼尾处。做完1次，休息5～6秒，左眼则用左手。

b. 将食指及中指轻按在眼袋处，轻拖到太阳穴并轻压3秒，重复动作5次。

c. 将中指放在眼袋处，由眼头开始打圈按摩至眼尾（以5个圈为准），每侧眼重复做1次。

⑤保持眼部皮肤的滋润与营养供应。

⑥注意多食富含脂肪、蛋白质、氨基酸及矿物质等的食物，如瘦肉、蛋类、豆制品、新鲜的蔬菜、水果等，以及富含维生素A的食物，如花生、黄豆、芝麻等，对消除黑眼圈均有一定的功效。

⑦冷敷促进血液循环。早起或晚睡时，用冰块或冰冻后的调羹敷在眼睛上并逆时针轻轻按摩，促进眼睛周围的血液循环，冰凉的感觉还能消除眼睛疲劳。注意按摩时要闭眼，要快速而轻轻地滑过眼睛，停留太久或用力过度会容易造成皮肤冻伤、擦伤或产生皱纹。

⑧早、晚要使用眼霜。眼霜要趁早使用，20岁后就可以使用了。选择眼霜时，建议选择质地温和、植物精华的，不嫌麻烦的可以先用眼部精华油或精华液按摩眼睛，再用眼霜。

⑨保持心情的愉快，不要让心情长期处于紧张或者压抑的状态，更不要借烟酒消愁。长期吸烟饮酒，再加上情绪低落就会导致黑眼圈。

⑩摄入食盐量过多，会引起水肿和黑眼圈。如果你发现自己的黑眼圈是因为饮食多盐而引起的，那么就要减少食盐的摄入。

2. 美容会所皮肤美容调治

护理程序与方法：

①清洁面部皮肤。

②用离子喷雾蒸面10分钟。

③导入营养精华素（或除皱精华素）。

④以眼部啫喱或活性细胞精华素替代按摩膏，做眼部按摩10分钟（以局部穴位按揉

为主）。

⑤ 用电子按摩仪或超声波美容仪对眼部（不包括上眼睑）周围按摩10分钟。

⑥ 做蛋白胶原面膜或眼膜。

⑦ 再次清洁面部。

⑧ 在眼部周围涂眼霜，其他部位涂润肤霜。每周做2次，6～8次为一个疗程。

六、预防指导

① 避免摩擦。比如避免大力度揉搓眼部肌肤、尽量避免过度使用浓重的遮盖类化妆品或彩妆、减少卸妆的程序等。

② 避免不良的生活习惯。比如避免用眼过度、保持充足良好的睡眠、睡前1个小时不饮水和不进食含水量高的水果等。

③ 避免紫外线照射。外出的时候最好适当进行物理避光，比如戴太阳镜、戴帽子、撑伞等，并且使用SPF30以上的防晒霜，以防止黑眼圈的形成。

| 案例分析 |

症状描述：女，32岁，眼周肤色灰暗，眶下皮肤呈灰色外观，皮肤干燥，眼周循环差，失眠后症状加重。

诊断：色素型黑眼圈。

治疗指导：可采用调Q激光或强脉冲光治疗。

美容指导：

① 做眼周按摩，促进眼周血液循环。

② 家居护肤产品选择促进眼周新陈代谢和微小循环的眼霜，使用正确的涂抹方式。

③ 定期到美容院做眼周循环护理。

预防指导：

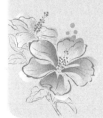

① 避免摩擦。

② 避免不良的生活习惯。

③ 避免紫外线照射。

④ 避免用眼过度、长期熬夜、大力揉搓眼睛等。

第四节　眼袋

　　由于眼睑皮肤很薄，皮下组织薄而疏松，很容易发生浮肿的现象，这种眼睑浮肿的现象称为眼袋（图5-4）。医学上称眼袋为眼睑袋状畸形或眼睑松垂。

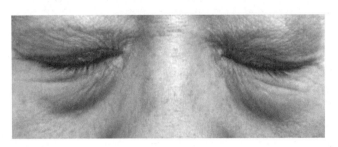

图5-4　眼袋

一、病因病理

　　根据病因可分为原发性眼袋和继发性眼袋两大类。原发性眼袋往往有家族遗传史，多见于年轻人；继发性睑袋多见于中、老年人。

　　正常情况下，眼袋的形成主要受年龄增长的影响。依照生物遗传规律，一般在50岁左右才出现眼袋，但有家族眼袋遗传史者，可出现于青少年时期。其主要形成原因如下：

　　（1）年龄的老化　人到了中老年，由于眼睑皮肤逐渐松弛，皮下组织萎缩，眼轮匝肌和眶隔筋膜的张力降低，出现脂肪堆积等，形成眼袋。

　　（2）家族遗传　家族的遗传是眼袋形成的一个重要因素，可出现于青少年时期，而且随着年龄的增长愈加明显。

　　（3）肾脏有病、失眠、疲劳等　肾脏有病、怀孕期间、月经不调、睡眠不足或疲劳等，都会因血液、淋巴液等循环功能减弱，造成眼睑部体液堆积而形成或加重眼袋。

二、诊断

1．发病部位

眼袋发生于下眼睑。

2．损美体现

眼袋的出现易使人显得苍老、憔悴。

3．美学分析与审美评价

眼袋的发生不会影响健康，主要影响容貌美观。

三、鉴别诊断

与眼睑浮肿相鉴别。

（1）相同点 均在眼睑出现浮肿的现象。

（2）不同点 眼袋常发生于下眼睑，而眼睑浮肿在上、下眼睑均可发生；眼袋很难自行消退，而生理性浮肿常能自然消退，病理性眼睑水肿又分炎症性眼睑水肿和非炎症性眼睑水肿，需治疗缓解。

四、治疗指导

1．西医治疗

西医对于眼袋的治疗分为非手术治疗和手术治疗。

（1）非手术治疗 通过激光、射频、超声刀等来消除眼袋，治疗效果慢，需要多次治疗才有效果，但维持时间短。

（2）手术治疗 通过外科手术治疗，可以切除多余脂肪，收紧眼部皮肤肌肉。传统的眼袋切除术分为内切法（经结膜入路法）和外切法（经皮肤入路法）两种方式。内切法适用于无下眼睑皮肤和肌肉松弛的年轻人；外切法适用于中、老年人，有脂肪松垂、疝出的年轻人。手术治疗可明显消除眼袋，保持时间长，预后较好。

2．中医治疗

中医认为导致眼袋生成的根本原因是脾胃虚弱，因而治疗获得性眼袋就要健脾益气，从根本上消除眼袋产生的"土壤"。

除了用针灸和药物治疗眼袋以外，传统中医与现代电子科学结合的针灸法对各种眼袋也有不同程度的疗效。步骤为先接通电源，再针灸相应穴位如太阳、鱼腰及阿是穴。电流会引起眼睑肌肉明显收缩跳动，加速局部脂肪分解，收紧松弛的眼睑。

另外，将黑大豆50g装入布袋，上蒸锅，然后用此布袋在适宜温度时熨烫眼睑，以达到温通经络消肿的目的；也有用生花生皮（或用纱布浸加了少许盐的茶水）敷在眼睑上，以达到消肿的目的，敷过后要清洗干净。

五、美容养护指导

1. 家居工作日常皮肤养护

① 保证充足的睡眠及睡眠质量，忌熬夜。

② 临睡前少喝水，并将枕头适当垫高，使容易堆积在眼睑部的水分通过血液循环而疏散。

③ 劳逸结合，减少疲劳。

④ 经常做眼睑部按摩，通过肌肉的运动来促进血液循环。

⑤ 多吃胡萝卜、番茄、马铃薯、动物肝脏、豆类等富含维生素A和维生素B_2的食物，均衡体内的营养结构。

2. 美容会所皮肤美容调治

护理程序与方法：

① 清洁面部皮肤。

② 用奥桑喷雾仪蒸面8～10分钟。

③ 以减肥霜替代按摩膏做眼部按摩15分钟。敏感性皮肤慎用减肥霜，可用眼霜替代。

④ 按摩动作取面部按摩动作中眼部的按摩方法。

⑤ 使用电子仪器（眼袋冲击机或超声波美容仪）15分钟。

⑥ 倒膜。

⑦ 再次清洁。

⑧ 眼部涂抹除眼袋霜或抗皱眼霜，其他部位涂润肤霜。

整个调治过程每周2～3次，倒膜需隔6～8天进行1次，1个月为一个疗程。

六、预防指导

① 注意规律作息，不要长时间对着电脑或手机。

② 防晒，预防日光性老化；戒烟、戒酒。

③ 经常吃一些富含维生素A、维生素B_2、维生素E的食物，以及缓解衰老的食物，如胡萝卜、鱼肉、番茄、动物肝脏、鱼肝油等，有益于保护眼睛。

| 案例分析 |

症状描述：眼周血液循环差，眼周皮肤松弛，眼袋明显。

诊断：眼袋。

治疗指导：根据客人情况考虑采用激光、射频、超声刀治疗或手术治疗以达到长期效果。

美容指导：

① 做眼周按摩，促进眼周血液循环，使皮肤紧致。

② 家居护肤产品选择促进眼周新陈代谢和微小循环的眼霜，使用正确的涂抹方式。

③ 定期到美容院做眼周循环护理。

预防指导：

① 避免用眼过度、长期熬夜、睡前大量喝水、大力揉搓眼睛等。

② 避免眼周皮肤干燥，早、晚涂抹保湿效果好的滋养眼霜。

| 知识链接 |　　**眼袋护肤品的正确选择**

眼睑皮肤比脸部皮肤薄、细嫩，对外界刺激较敏感，皮下结缔组织薄而疏松、水分多、弹性较差，容易引起水肿。以眼轮匝肌和提上睑肌构成的眼部肌层薄而娇嫩、脂肪组织少，加之眼部每天开合次数达1万次以上，故很容易引起肌肉紧张、弹性降低，出现眼袋、松弛、皱纹等现象。选择柔和的洁面产品，不能使眼部干燥；要选择能增加眼周血液循环、促进新陈代谢、更好吸收的眼霜，使眼周皮肤紧致。

═══ 第五节　皮肤老化 ═══

一般人体机能的发育会在25岁左右停止，之后就将走向老化。皮肤老化是一个渐进的过程，会导致机体所有器官的功能减退和储备能力下降。皮肤老化作为整体衰老的一个部分具有特殊的意义。

一、病因病理

皮肤老化包括内源性老化和外源性老化，而自然性老化是由时间的流逝形成的，与年龄增长有关。人类在25岁以后蛋白质以每年1%的速度自然流失，这是自然衰老的重要因素，和机能弱化有着直接关系；30~40岁，表皮细胞更替率约降低30%~50%，皮肤的修复能力减弱，如胶原蛋白的增殖能力、表皮再生能力等均有降低。

1. 内源性老化

① 随着年龄增长，皮肤角质层中的自然保温因子减少，水合能力下降；皮肤中的汗腺和皮脂腺数目减少、功能下降，皮脂膜乳化物含量减少，皮肤干燥。真皮成纤维细胞逐渐失去活性，胶原合成减少，弹性纤维分解退化，使其数量减少，皮肤皱纹产生。毛母质黑素细胞总数随着年龄增长而进行性减少，同时黑色素原活性降低，导致毛发灰白。

② 重力不断地向下拉我们的皮肤，是每个人皮肤老化的共同因素。

③ 面部表情是脸部的重复动作，会导致产生表情纹，例如眼睛周围形成的鱼尾纹、鼻角至嘴角形成的法令纹以及两只眼睛之间形成的皱眉纹。

2. 外源性老化

外源性老化主要是促使老化和外表衰老的环境因素，占皮肤老化因素的85%。这些外在因素主要包括以下几个方面：

（1）日晒　阳光中的紫外线是造成皮肤老化和皮肤癌的主要因素。紫外线造成线粒体受损及持续产生的ROS（活性氧族）氧化损伤，引起细胞功能持续下降，促使细胞进入衰老状态；紫外线可导致酪氨酸酶活性增加，使皮肤出现色素沉积；紫外线可损伤皮肤真皮中的蛋白质，使其功能活性下降和降解异常，如水通道蛋白3（AQP3）表达下降，致使皮肤干燥脱水（图5-5）。

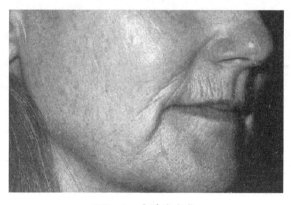

图5-5　皮肤光老化

（2）吸烟饮酒　烟草烟雾中有尼古丁、苯酚、二氧化碳、一氧化碳等有害物质，长期吸入造成血液携氧能力下降，导致皮肤得不到足够的血液营养，使皮肤提前衰老。饮酒会抑制身体的自我修复，并妨碍皮肤和身体组织分配到适当的营养；酒精还会将身体必需的水分带出组织，从而致使皮肤脱水，造成皮肤干燥。

（3）压力　目前的研究表明，压力会造成细胞层次的生化改变，从而导致组织损伤。

（4）营养不良　营养不良会剥夺皮肤中的蛋白质、脂肪、糖类、维生素和矿物质，而这些物质又是维持、保护和修复皮肤所必需的。

（5）环境污染　暴露于污染环境会产生自由基，妨碍适当的耗氧量，并影响到肺和其他器官以及皮肤。

（6）其他　错误的保养、化妆品使用不当、饮食不当和不良生活习惯等都是会导致皮肤提前衰老。

二、诊断

1. 发病部位

皮肤老化以颜面部皮肤为主。

2. 损美体现

肌肤松弛下垂，弹性下降；肌肤变得粗糙或肤色晦暗、无光泽；皮下组织减少、变薄，皱纹增多，色素增多等。

3. 美学分析与审美评价

面部皮肤老化引起的皮肤松弛、皱纹、粗糙等，破坏了容貌美，严重影响皮肤的视觉审美和触觉审美；过早衰老会使患者表现为不同程度的不自信、自卑感，甚至产生心理障碍等。

三、鉴别诊断

自然老化皮肤是指随年龄增加出现的皮肤老化现象，而光老化皮肤是指面部、颈部、手及前臂等部位的皮肤不但随着年龄的增加而老化，而且经常暴露在紫外线辐照下，临床表现及组织学检查均有老化特点。两者的比较见表5-1。

表5-1　自然老化皮肤与光老化皮肤的比较

鉴别点	自然老化皮肤	光老化皮肤
年龄	成年后开始，逐渐发展	儿童期开始，逐渐发展
原因	机体自然老化	紫外线照射
影响因素	健康水平、营养状况	职业因素
皮肤表现	皮肤松弛下垂、皱纹细密，色素减退，角化过度，无毛细血管扩张	皮肤皱纹粗大、呈皮革样改变，色斑不规则，角化过度，毛细血管扩张
病理改变	表皮萎缩变薄，血管网减少，胶原含量减少，真皮萎缩，弹力纤维变性、团状堆集，皮脂腺增生	表皮增厚或萎缩，血管网紊乱扩张，胶原含量减少，真皮萎缩，弹力纤维减少，皮脂腺、汗腺萎缩减少
并发肿瘤	无	有
药物治疗	无效	维A酸、抗氧化剂、保湿剂等有效
预防措施	无效	防晒用品有效

四、治疗指导

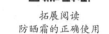

拓展阅读
防晒霜的正确使用

1．光防护

（1）衣物　纤维结构紧密、厚的、深色纤维织物防护效果好。

（2）帽子　为头颈部提供光防护。

（3）太阳镜　镜片材质和形状、镜片表面对紫外线（UV）的反射强度决定防晒功效。

（4）涂抹防晒用品　学会正确使用防晒产品，外出前涂抹防晒霜，可起到较好的防晒效果。户外活动时要想获得较好的防护效果，应每隔2~3小时重新涂抹一次。

2．抗老化注射

近来流行用注射方式解决面部和颈部静态纹、动态纹。注射材料包括：肉毒毒素、透明质酸、胶原蛋白和二氧化碳等。

（1）注射除皱　注射A型肉毒杆菌毒素（简称肉毒毒素）抗衰。肉毒毒素能选择性作用于外周胆碱能神经，抑制突触前膜释放神经递质乙酰胆碱，并能阻断神经递质的传递，引起肌肉松弛性麻痹、肌张力下降。适用于面部动态性皱纹强额纹、眉间纹、鱼尾纹、鼻背纹等的治疗，一般注射后可维持4~5个月不等。

（2）软组织填充　软组织填充剂是指通过注射方式植入皮肤及皮下组织内的各种材料，由于良好的组织相容性，它可以安全地与人体自身组织共存，通过植入部位体积的扩张达到修正及美化人体面部轮廓及消除皱纹的作用。透明质酸是目前最理想的非永久性皮肤填充剂，它本身是正常皮肤组织成分，几乎无抗原性，具有一定的吸水性，质地柔软，注射后可降解。

① 透明质酸：又称玻尿酸，注射后与人体原有透明质酸相融合，使皮肤膨胀，填补静态皱纹。适合较深的皱纹或局部缺失的面部老化治疗。

② 胶原蛋白：作为皮肤组织的主要成分，当被填注入矫形部位后，能诱导上皮细胞的增殖分化和移植，促使细胞进一步合成新生胶原，产生与宿主相同的新生组织，与周围正常皮肤共同作用，从而起到矫形作用，恢复正常外观。

③ 自体脂肪：注射移植不仅起到填充的作用，还有使真皮增厚，真皮内胶原含量增加等皮肤质地改善的效应。

3．微针疗法

（1）滚针　利用微针滚轮上许多微小的针头，刺激皮肤，在很短时间内做出超过几百万个微细管道，使活性成分有效渗入皮肤。同时微针刺激真皮层，通过皮肤的自愈能力，促进胶原蛋白再生，使皮肤表皮层的厚度增加。达到改善皱纹、淡化色斑、使皮肤紧致的目的。

（2）水光针注射　水光针注射就是将透明质酸、胶原蛋白、肉毒毒素、高浓度血小板血浆等多元化产品量身定做、搭配组合，注射进皮肤，刺激皮肤产生新的胶原蛋白，有效去除面部皮肤各种问题，如有效改善面部皱纹；收缩毛孔，增加弹力，使皮肤紧致；补充水分，使皮肤水润柔嫩、有光泽。

4．PRP技术

PRP为platelet rich plasma的缩写，中文名称为"高浓度血小板血浆"。PRP技术是利用自身血液制作的富含血小板的高浓度血浆，针对性改善由不同细胞受损而引起的色斑、肤色发暗、痘印凹坑、皮肤粗糙以及皮肤免疫力低下、过敏等各种问题。其成分包括TGF（转化生长因子）、FGF（成纤维细胞生长因子）、EGF（表皮生长因子）、PDGF（血小板衍生生长因子）、VEGF（血管内皮生长因子）等，对促进细胞的增殖分化、胶原合成、组织修复等起重要作用。

5．物理化学技术

（1）电波拉皮　它利用电波能量提高真皮层的温度，刺激真皮层收缩，使自身皮肤产生新的胶原蛋白。电波拉皮产生深层皮肤温度的变化，促进了血液循环，增强了受损皮肤的修复。

（2）强脉冲光（IPL）　强脉冲光（IPL）是一种高强度、宽光谱、非连续性的光源，它的波长范围在420～1200nm之间。光子嫩肤就是利用强脉冲光直接照射皮肤，产生光生物化学作用和光热解作用，使皮肤中的胶原纤维和弹力纤维再生得以重新排列，恢复皮肤弹性，并改善面部微循环，削除或减轻皱纹（图5-6）。

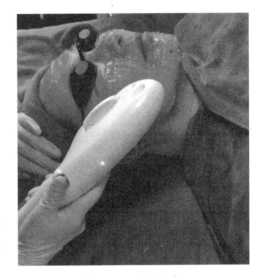

图5-6　光子嫩肤

（3）超声刀　是采用最先进的超音波能量高度聚焦、深层穿透，将超声波聚焦于一个点，以产生的高能量作用在肌肉腱膜系统，让浅表肌腱膜系统（SMAS）层产生收缩，进而产生拉提的效果。可深入皮肤3.0～4.5mm，使筋膜SMAS层组织的温度在0.5～1秒内达到65℃以上，致使筋膜SMAS层内的胶原蛋白重组，以改变面型，打造"V"脸，紧致提升、消除双下巴，激活组织重建，从而达到显著提升的效果（图5-7）。

（4）射频　是利用射频波穿透表皮基底黑素细胞的屏障，使真皮层胶原纤维加热至55～65℃，致胶原纤维收缩，刺激胶原蛋白及弹力纤维的增生，使松弛的皮肤紧致，达到美容祛皱的目的。同时在特定深度内产生射频场，使组织快速加热，温度的升高促进皮下脂肪的分解代谢，具有减肥塑形的作用。

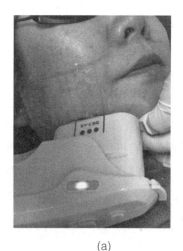
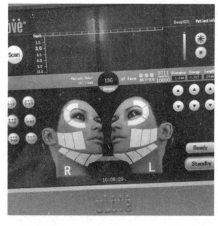

(a)   (b)

图5-7 超声刀治疗

（5）激光

① 剥脱性激光：主要有超脉冲CO_2点阵激光（10600nm），铒激光（Er：YAG，2940nm），作用于皮肤的靶组织均是水。点阵激光治疗是利用激光在皮肤上平均地打上微细的小孔，从而在皮肤层形成热剥脱、热凝固、热效应三个区域，继而引起一连串的皮肤生化反应，刺激皮肤进行自我修复，达到紧肤、嫩肤及祛除色斑的效果。由于点阵激光治疗只会覆盖部分皮肤组织，新打上的小孔又不会互相重叠，所以部分正常皮肤得到保留，加快复原。适应证包括各种瘢痕，如痤疮瘢痕、外伤性瘢痕，以及皮肤皱纹、光老化等。这些适应证在国内外临床上都有应用，治疗效果非常显著。

② 非剥脱性激光：主要包括铒玻璃激光（Er：glass laser，1550nm）、掺钕钇铝石榴石激光（Nd：YAG laser，1440nm、1320nm）、铒光纤维激光（Er：fiber laser，1410nm），此外还包括红宝石激光（ruby laser，694nm）、铥纤维激光（thulium fiber laser，1927nm）。水对这些波长的吸收较少，产生的传质区（MTZ）为一柱状热变性区，角质层基本保留，真皮胶原纤维变性，但仍存在，并未产生真正的孔道（与剥脱性点阵激光的波长相比），发射的微小光束作用于皮肤，形成多个微小热损伤区（无创面、不结痂），产生的热能刺激皮下胶原蛋白再生，收缩毛孔，让皮肤更加紧致有弹性，同时凝固部分扩张的毛细血管，淡化红血丝，还可以加速皮肤新陈代谢，淡化色斑。

非剥脱性激光与剥脱性激光相比，皮肤组织受损较轻，表皮再生一般在24小时内即可完成。因此，非气化型点阵激光副作用小，治疗作用也相应要温和。

6. 医学护肤品及药物

用于皮肤老化的医学护肤品包括保湿剂、美白剂、防晒剂等。外用0.05%~0.1%的维A酸对局部皱纹色斑及皮肤粗糙均有显著疗效，可用于光老化治疗。

五、美容养护指导

1. 家居工作日常皮肤养护

① 保湿。选用补水系列护肤品，如透明质酸、天然保湿因子等成分的护肤品。

② 防晒。一年四季涂抹防晒霜，配备防晒用品、用具。

③ 抗氧化。选用含有抗氧化成分的护肤品，如含有超氧化物歧化酶（SOD）、维生素E、维生素C等成分的护肤品。

④ 保持乐观、向上的心态，多吃碱性食物，保证充足的睡眠等。

2. 美容会所皮肤美容调治

① 光、电、射频类仪器都有一定的抗衰效果，要根据皮肤状态有选择性地去使用，使用过仪器后需要提高皮肤的滋润保湿。

② 定期到美容会所做护理，选择高营养含有抗衰老成分的产品配合微晶仪，提高吸收效果，达到抗衰的皮肤需求。

③ 护理程序与方法：清洁皮肤；用去死皮膏（水）进行脱屑；用奥桑喷雾仪蒸面（普通蒸汽10~15分钟，间距30~35cm）；根据不同部位的不同状况，有重点地进行按摩，每次15~20分钟；用电离子仪或超声波将抗衰老精华素导入皮肤；敷营养面膜或倒热膜，并配合维生素E或胎盘膏底霜；拍擦滋润液；涂营养面霜。

六、预防指导

每个人都将走向衰老，这是自然界的必然规律，人的肌肤也是同样。但如果及早注意加强皮肤的护理，特别是日常护理，就可以推迟、延缓人的肌肤衰老过程，因此在日常生活中还应注意：

① 加强身体锻炼，保证身体健康，使之保持良好的新陈代谢机能。

② 保持合理的饮食结构，不挑食、偏食，摄入足够且适量、均衡的营养。

③ 保持生活环境的空气清新，保证充足、合理的睡眠。

④ 劳逸结合，保持乐观良好的心境。

⑤ 不要长时间在光线昏暗的环境中工作、学习。

⑥ 防止不合理的快速减肥。

⑦ 在气候恶劣的环境中，注意肌肤的保暖，防风沙，防日晒（防紫外线照射）。

⑧合理、正确地选用化妆品、护肤用品。

⑨ 注意皮肤的日常保湿，使之保持滋润，保持肌肤的弹性。

⑩ 不吸烟、少饮酒。

| 案例分析 |

症状描述：肤色晦暗，皮肤松弛、下垂、有皱纹。

诊断：老化皮肤

治疗指导：

① 选择光、电、射频类仪器，根据不同的皮肤进行治疗。

② 治疗后做好皮肤的修复，提高皮肤的滋润保湿。

美容指导：

① 补充皮肤所需养分和水分，使皮肤水润。

② 淡化干纹，增加皮肤弹性。

③ 收紧肌肤，重塑面部轮廓，使皮肤细胞功能健康，恢复年轻态肌肤。

预防指导：

① 避免紫外线的照射，做好防护（还需要做好物理避光，如撑伞、戴帽子等）。

② 避免风吹（自然风、空调风、开车时车窗的风）。

③ 避免过度牵拉皮肤。

④ 避免饮酒、吸烟、喝咖啡、熬夜等，多食抗氧化食物（如洋葱、紫甘蓝、西蓝花、沙棘、蓝莓、西柚等）。

复习思考题

1. 毛孔粗大的原因有哪些？

2. 如何鉴别敏感性皮肤与过敏性皮肤？

3. 黑眼圈的家居护理有哪些？

4. 如何预防眼袋？

5. 皮肤老化的治疗方法有哪些？

6. 简述皮肤老化的日常美容养护指导。

第六章

化妆品皮肤病

学习要点

化妆品皮炎的类型及其特点、治疗指导；换肤综合征的皮损特点、鉴别诊断、治疗要点及美容养护指导。

第一节 化妆品皮炎

化妆品是用于体表，以达到清洁、消除不良气味、护肤、美容和修饰目的的日常化学工业用品。随着化妆品的广泛使用、化妆品新原料的不断涌现，皮肤不良反应也随之增多，甚至出现化妆品皮肤病。使用化妆品引起的皮肤黏膜及其附属器的多形性炎症性损害病统称为"化妆品皮肤病"，包括化妆品接触性皮炎、化妆品光感性皮炎、化妆品皮肤色素异常、化妆品痤疮、化妆品毛发损害、化妆品甲损害、化妆品接触性荨麻疹、化妆品不耐受等。狭义的化妆品皮炎是指由于化妆品使用不当或误用含有激素或刺激性、化学性物质的化妆护肤品，引发的颜面、头皮部位皮肤、黏膜及其附属器的多形性炎症性皮肤病，多发于中青年女性。

一、病因病理

引起化妆品皮炎的物质种类很多，因物质不同而表现出不同的发病类型。

1．引发化妆品皮炎的物质

（1）防腐杀菌剂　如对位酚、氯氟苯脲、三氯碳酰替苯胺、三氯二苯脲、六氯酚、双硫酚醇等，其中双硫酚醇有光过敏作用。

（2）色素　多由焦油色素引起，常见为红505（苏丹Ⅱ）、红221（甲苯胺红）、黄204（奎宁黄）。

（3）香料　有化学合成剂和天然制剂两大类，常见的有苯甲基硫酸盐、依兰油、纯茉莉、佛手柑油等。

（4）化妆品基质　羊毛脂、丙二醇、生物表面活性剂、两面活性剂等。

（5）染发剂　主要含对苯二酚，是一种强烈致敏物，冷烫液主要含硫甘醇酸、硫基乙酸、稀氨溶液、火碱等。

（6）含有化学药物或中药的化妆品　其中化学药物和中药本身就是半抗原。发病机制与接触性皮炎相同，多数系变态反应性，属Ⅳ型变态反应，少数为Ⅰ型和变态反应和光变态反应。刺激性者包括伪造、劣质和变性化妆品的刺激，一些伪劣化妆品中含铅、汞等超标，引起致敏或刺激作用。

2．发病类型

（1）化妆品接触性皮炎　化妆品接触性皮炎（图6-1，彩图6-1）是化妆品皮肤病的主要类型，占化妆品皮肤病的70%甚至80%以上，分为刺激性和变应性两种不同的机制。

① 刺激性皮炎：对刺激的反应可能与遗传、种族有关。能在化妆品中存留的多为温和刺激物，长期反复应用产生累积刺激效应，破坏皮肤屏障，对外界环境的耐受性降低，出现刺激性皮炎的临床表现。

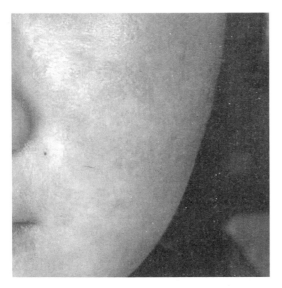

图6-1　化妆品接触性皮炎

② 变应性接触性皮炎：是由淋巴细胞介导的迟发型超敏反应。首发部位一般是接触部位，也可扩至周围及远隔部位。某种特定化妆品变态反应的发生影响因素包括配方组成、原料的浓度和纯度、使用部位和状态、接触时间、频率等。化妆品变应原中香料最为常见，防腐剂居第二位。表面活性剂也是常见致敏原，对皮肤产生的刺激或致敏主要由表面活性剂的溶出性、渗入性、反应性引起。

（2）化妆品光感性皮炎　化妆品光感性皮炎是指用化妆品后，经日光照射而引起的皮肤炎症，占化妆品皮肤病的1%～1.5%。由化妆品中的光感物质引起皮肤黏膜的光毒性或光变态反应。

（3）化妆品皮肤色素异常　是指应用化妆品引起的皮肤色素沉着或色素脱失，以色素沉着较为常见，占化妆品皮肤病中的10%～30%。长期反复接触小剂量变应原如香料、煤焦油染料引起的化妆品过敏，或化妆品中的铅、汞、砷、染料通过干扰色素代谢，出现皮肤色素异常。皮肤病理检查可见基底层细胞液化变性，色素失禁和轻微炎症。

（4）化妆品痤疮　化妆品痤疮占化妆品皮肤病的3.5%～10%。化妆品痤疮可由化妆品对毛囊口的机械性堵塞引起；化妆品中的润滑剂、豆蔻酸异丙基及其类似物、羊毛脂及其衍生物、某些清洁剂和颜料等可引起黑头粉刺、毛囊炎症或加重已存在的痤疮。

（5）化妆品毛发损害　美发、染发、护发等引起的毛发损害占化妆品皮肤病的10%～15%。损伤机制既有物理因素也有化学性损伤。引起毛发损害的化妆品包括洗发剂、染发剂、发胶、发乳、生发水等，化学成分包括染料、去污剂、表面活性物质，均可造成毛发损伤。碱性强的洗发剂使头发失去光泽和弹性、变脆；冷烫剂中的巯基乙酸可使头发脱色、易折断。

（6）化妆品甲损害　化妆品甲损害包括甲板损伤和甲周软组织损伤，占化妆品皮肤病的0.5%～1%。甲可继发真菌感染；甲周围软组织损伤可表现为原发性刺激性皮炎、变态反应性接触性皮炎、光感性皮炎等。

（7）化妆品接触性荨麻疹　可分为免疫性和非免疫性接触性荨麻疹。免疫性接触性荨麻疹是由特异性免疫球蛋白IgE介导的速发型超敏反应，而非免疫性接触性荨麻疹的机制未完全阐明，可能与直接刺激皮肤血管、非免疫介导的组胺、前列腺素、白三烯、P物质等炎症介质的释放有关。引起免疫性接触性荨麻疹的物质包括间苯二胺、对羟基苯甲酸甲酯和对羟基苯甲酸乙酯等；引起非免疫性接触性荨麻疹的物质包括苯甲酸、肉桂酸、肉桂醛、秘鲁香脂等。

（8）化妆品不耐受　以主观不耐受为主。目前认为化妆品不耐受是由一种或多种外源性和（或）内源性因素综合引起的一种临床状况，一些患者有隐性的过敏性接触性皮炎、光感性皮炎或接触性荨麻疹。有些患者因皮脂分泌旺盛，过度使用清洁剂使皮肤干燥，破坏了正常的皮脂膜；过多使用或过度频繁地更换化妆品也可能导致屏障功能减退，造成化妆品不耐受。

二、诊断

1. 发病部位

化妆品皮炎多见于颜面、头皮、颈部，也可发生于其他任何部位。

2. 损美体现

（1）皮损特点　约60%～70%的患者表现为红斑、丘疹、丘疱疹，严重者出现局部红肿、水疱或糜烂，停用化妆品并进行适当处理，1周左右可逐渐消退，重者约2周才能恢复；约15%～20%的患者可出现淡褐色、褐色沉着斑，以额、颞部多见，常对称弥漫分布，边界不清。病程慢，可持续多年，可能与治疗不当、化妆品中某些超标金属元素（如铅、汞等）反复刺激有关。约5%～10%的患者以粉刺为主，有时可见脓疱或结节等；还有一部分患者皮肤变薄、潮红、肿胀，伴有毛细血管扩张，呈典型"红脸"，继而可出现粟丘疹、丘疱疹，对冷热温度变化适应能力差，最后肤色灰暗、色素加深，不易恢复。若化妆品内含有激素，停用后皮损会反弹性突然加重。

（2）伴随症状及病程　早期皮肤肿胀明显，后期干燥、萎缩、变薄，伴瘙痒、灼热或疼痛，不同类型病变程度不同。若机体高度敏感或皮疹广泛者可出现发热、畏寒、头痛等全身症状，经适当治疗后，多数在5～7天皮疹消退。若反复接触刺激物或处理不当，病情迁延而转变为亚急性或慢性，表现为轻度红斑、丘疹、边界不清，或为皮肤轻度增厚及苔藓样变。

3. 美学分析与审美评价

化妆品皮炎的发病原因复杂，皮损主要发生于颜面部，表现为多形性损害，以红斑、丘疹为主，十分影响容貌，常常给患者的工作和生活带来很大的困扰。由于对多种化妆品不耐受，患者精神紧张、情绪低落、焦虑、烦躁，严重影响患者的身心健康。

三、鉴别诊断

与接触性皮炎相鉴别。

（1）相同点　化妆品皮炎的发生规律和一般接触性皮炎相同，故其诊断要点相同：

①好发于接触或使用化妆品的部位；②皮炎范围和接触部位一致；③皮炎的边界清楚；④除去或停用有害物质之后可较快治愈；⑤再次接触或使用该物质可再发。

（2）不同点 化妆品皮炎属于接触性皮炎，但二者病因不同。化妆品皮炎是由接触化妆品引起的变应性接触性炎症；接触性皮炎的发病因素中接触物范围更广泛。

四、治疗指导

（1）一般治疗 已经确诊为化妆品不良反应后，应该立即停止使用致敏产品并不再接触含有同类原料的其他产品。对急性炎症，应避免搔抓、烫洗、肥皂洗涤等。禁用一切不利于皮肤屏障修复的化妆品，可选择专为敏感皮肤配制的医学护肤品。

（2）对症治疗 用抗组胺药、维生素C、钙剂抗过敏；严重者可酌情系统使用糖皮质激素。化脓性炎症如痤疮感染，可考虑抗生素治疗；局部可视情况采用冷敷、炉甘石洗剂或氧化锌油。有色素改变或粉刺发生时，按皮肤科同类疾病对症处理。化妆品不耐受者应停用对皮肤有刺激的清洁剂，暂时仅用橄榄油。

五、美容养护指导

1. 家居工作日常皮肤养护

① 避免接触可能致敏的化妆品。

② 正确选择和使用护肤品，切忌乱用化妆品及频繁更换化妆品。敏感性皮肤者，初次使用化妆品前应先做斑贴试验，最好选用不含或少含香精、酒精、防腐剂、磨面剂等成分并具有安抚、镇静功效的化妆品，以减少对皮肤的刺激，预防及缓解皮肤敏感现象。

③ 皮肤出现过敏反应后，立即停用任何化妆品，观察皮肤的变化，可用生理盐水湿敷后，使用抗过敏的霜剂外涂。

2. 美容会所皮肤美容调治

护理程序与方法：

① 先用防敏洁面乳或用生理盐水清洁皮肤，然后用防敏保湿水棉片爽肤；

② 将防敏霜涂敷于脸上，皮肤未破溃者可用超声导入仪导入5～8分钟；

③ 用脱敏面膜外敷15～20分钟，同时用冷喷仪冷喷，时间不超过5分钟，冷喷距离不可近于35cm，起到防敏、镇静、收缩血管，以及减轻肿胀、渗出的作用；

④ 一般不做皮肤按摩治疗。

六、预防指导

① 停用一切可疑化妆品，尤其功效类的，改用成分相对单一的护肤品。

② 避免用热水洗脸。建议患者用冷水洗脸，冬季可用温凉水洗脸。

③饮食应清淡，保证睡眠，避免熬夜，加强锻炼。

④注意防晒。避免外出活动，如若外出建议进行物理防晒。

⑤放松心情，保持积极乐观的心态。

第二节　换肤综合征

采用物理或化学方法使表皮角质层强行剥脱，以促进新的细胞更替，使皮肤光滑细腻并富有光泽，治疗前后皮肤看起来焕然一新，这类美容技术称为"换肤术"。过度行换肤术、术后护理不当导致皮肤敏感，出现色素沉着、痤疮、粟丘疹，甚至毛细血管扩张、皮肤老化、瘢痕等的后遗症，称为"换肤综合征"。

一、病因病理

发生换肤综合征的机制尚未完全清楚，目前多认为不正确的美容术是导致换肤综合征产生的直接病因，主要见于以下几种情况。

（1）过度剥脱表皮　皮肤的表皮通过时间为28天，频繁地"去死皮""美白""做脸"，使皮肤角质层被过度剥脱，表皮基底层细胞更新周期节律打乱，频繁刺激使表皮更新功能失代偿，难以弥补角质层剥脱的损伤，角质层结构受到破坏、皮肤屏障受损，对外界抵御能力减小，各种外界环境因素如灰尘、日光、微生物等抗原侵入皮肤，产生红斑、毛细血管扩张，甚至炎症反应及色素沉着等。

（2）使用不合格美容产品　一些不合格的美容产品中除了掺入大剂量的剥脱剂外，还掺有糖皮质激素、铅、汞等成分，具有暂时性美白效果，一段时间后，皮肤屏障受损，出现色素沉着、老化等表现，对皮肤造成极大伤害。

（3）不正确的美容操作　目前美容从业人员水平参差不齐，对皮肤的基本结构、皮肤类型、皮肤疾病等没有接受过专业教育，对各种皮肤病缺乏诊治技能，换肤术操作不规范。

（4）换肤术后处理不当　换肤术后不注意修复受损皮肤屏障及防晒，皮肤抵御外界刺激的能力下降，在外界环境的影响下，易出现红斑、毛细血管扩张等症状。

二、诊断

1．发病部位

换肤综合征的发病部位以颜面部为主，少见于其他部位。

2．损美体现

（1）皮损特点

①敏感性皮肤型：表现为皮肤对外界环境的抵抗力降低，轻微的日晒、风吹、遇热、

接触花粉后皮肤会出现红斑、丘疹、瘙痒。

②激素依赖性皮炎型：主要表现为痤疮样皮炎、面部皮炎、皮肤老化、色素沉着、毳毛增生。

③色素异常型：可表现为色素沉着或色素减退。主要是长期刺激或者是祛斑类产品的反复使用，使颜面部皮肤出现深浅不一的色素沉着或色素减退。

④接触性皮炎型：表现为红斑、丘疹、瘙痒、结痂。首发部位为接触部位，也可扩展至周围皮肤。接触物的性质、浓度、频率、时间长短均对皮损的严重程度有影响。

（2）伴随症状及病程 因皮损特点不同，可出现色素沉着、痤疮、粟丘疹，甚至毛细血管扩张、皮肤老化、瘢痕症状，一般瘙痒不明显。换肤综合征破坏了皮肤正常生理结构，使皮肤变得敏感，易受外界环境影响，如不及时修复受损皮肤屏障，则会进一步加重病情，造成反复发作，经久不愈。

3．美学分析与审美评价

换肤综合征引起的颜面红斑、毛细血管扩张，严重影响患者的容貌；由于不正规美容术后，破坏了皮肤正常生理结构，皮肤变得敏感，易受外界环境影响，且反复发作，影响容貌，患者多伴焦虑、烦躁等心理症状，影响其心理健康。

三、鉴别诊断

1．换肤综合征与激素依赖性皮炎

（1）相同点 皮损相似，均有红斑、毛细血管扩张、色素沉着等，反复发作，经久不愈。

（2）不同点 激素依赖性皮炎有明确外用糖皮质激素史，皮损表现为多形性损害，如红斑、毛细血管扩张、痤疮样皮损、色素沉着等；换肤综合征虽也有类似皮损，但有明确的不正规美容史，且以红斑、毛细血管扩张为主要的临床表现。

2．换肤综合征与接触性皮炎

（1）相同点 皮损相似，均有红斑、毛细血管扩张、色素沉着等。

（2）不同点 接触性皮炎有明确的接触史，瘙痒明显，治疗后皮损易消退；换肤综合征虽有接触性皮炎样的皮损表现，但瘙痒不明显，且病程较长，反复发作。

四、治疗指导

1．一般治疗

立即停用导致皮肤损害的可疑化妆品及停止频繁表皮剥脱，并针对不同的临床表现进行治疗，辅以医学护肤品，缓解皮肤敏感状态。

2．药物治疗

（1）敏感性皮肤型　口服抗组胺药，如光敏试验阳性的患者，可同时口服羟氯喹等抗敏药物；皮疹较重时，可外用不含氟糖皮质激素或他克莫司乳膏。

（2）痤疮样皮炎型　口服四环素，可采用"4、3、2、1"的疗法，即0.25g/次，每日4次，连服20天；改为0.25g/次，每日3次，连服20天；再改为0.25g/次，每日2次，连服20天；改为0.25g/次，每日1次，辅以丹参、维生素B_6等。可外用阿达帕林凝胶或过氧苯甲酰凝胶等药物。

（3）色素沉着或减退型　应在改善皮肤敏感状态后再治疗色素沉着或色素减退。色素沉着可静滴还原型谷胱甘肽、维生素C，1.2g/次，每周2次；维生素C针，3g/次，每周2次；口服维生素E胶丸，0.1g/天；外用氢醌霜等。色素减退外用他克莫司乳膏或其他增加黑色素生成的药物。

（4）接触性皮炎型　按接触性皮炎处理。

五、美容养护指导

1．家居工作日常皮肤养护

① 日常避免日晒、风吹、环境和温度的骤然剧变等对皮肤的刺激。

② 若出现毛细血管扩张，应注意不要在高温或严寒的环境中工作，以免加重。

③ 清洁皮肤时宜使用水温略低的温凉水及防敏类型的洗面奶，用柔软毛巾轻轻擦拭，洁面后选用防敏系列护肤品，如轻拍防敏润肤水，涂搽防敏润肤霜（或乳），外用柔和隔离霜等。

④ 尽量少用彩妆，减少对皮肤的刺激。

2．美容会所皮肤美容调治

可以使用相应医学护肤品，或进行物理治疗如LED光照，红光具有抗炎修复的作用，黄光具有降低皮肤敏感性的作用；也可在急性期以冷喷、冷膜配合红黄光照治疗。

六、预防指导

换肤综合征重在预防。应该加强对消费者的宣传教育，使其了解化妆品基本科普知识，对不科学的皮肤美容及化妆品虚假宣传广告有识别能力，接受科学、规范的皮肤美容方法；同时需要树立患者信心，使其积极配合医师的治疗。

| 案例分析 |

宋某，女，35岁。

主诉：颜面部红肿，有瘙痒症状1周。

现病史：1周前曾去当地某美容院做面部护理并使用其护肤品。3天后晨起发现鼻两侧皮肤出现红斑、肿胀，自觉瘙痒，无其他不适。

查体：两侧颜面部可见边界清楚的红斑，未见水疱，肿胀明显。

诊断：化妆品皮炎。

治疗指导：急性炎症期，首先，应避免搔抓、烫洗，禁用肥皂、香皂、洗面奶；其次，用抗组胺药、维生素C、钙剂抗过敏；局部采用炉甘石洗剂湿敷或中药白鲜皮汁、马齿苋汁湿渍。

美容指导

① 立即停用任何化妆品，可选择专为敏感性皮肤配制的医学护肤品，并观察皮肤的变化。

② 先用防敏洁面乳或生理盐水清洁皮肤，然后用防敏保湿水棉片爽肤；将防敏霜涂敷于脸上，皮肤未破溃者可用超声导入仪导入5~8分钟；用脱敏面膜外敷15~20分钟，同时用冷喷仪冷喷，时间不超过5分钟，冷喷距离不可近于35cm，起到防敏、镇静、收缩血管，以及减轻肿胀、渗出的作用；一般不做皮肤按摩治疗。

预防指导：

① 停用一切可疑化妆品，尤其功效类的，改用成分相对单一的护肤品。

② 避免用热水洗脸，建议用冷水洗脸或温凉水洗脸。

③ 饮食应清淡，忌食辛辣食物、腥膻发物；保证睡眠，避免熬夜，加强锻炼。

④ 注意防晒。避免外出活动，如若外出建议进行物理防晒。

⑤ 放松心情，保持积极乐观的心态。

复习思考题

1. 化妆品皮炎有哪些发病类型？
2. 换肤综合征的皮损特点是什么？

第七章
变态反应性皮肤病

学习要点

变态反应性皮肤病的常见病种、各病定义；接触性皮炎、湿疹、荨麻疹、激素依赖性皮炎等疾病的诊断、鉴别诊断、治疗指导及变态反应性皮肤病的美容养护指导。

变态反应性皮肤病是由变态反应引起的一组炎症性皮肤病，又称过敏性皮肤病，是临床最常见的皮肤病之一。主要有接触性皮炎、激素依赖性皮炎、湿疹、荨麻疹等。变应原可通过食入、注射、吸入、与皮肤和黏膜的直接接触等途径而引起机体过敏，导致炎症反应的发生。轻者出现各种损容性皮疹，影响人体外在美；重者可反复发作，瘙痒难忍，甚至危及生命。

第一节　接触性皮炎

接触性皮炎是指皮肤或黏膜接触了某些刺激性、毒性或致敏性物质后，在接触部位出现的急性或慢性炎症反应。

一、病因病理

能引起接触性皮炎的物质很多，一般可分为植物性、动物性、化学性三大类。按发病机制分为原发性刺激反应和接触性变态反应两种。少数患者表现为光变态反应或光毒性反应。

1．原发性刺激反应

原发性刺激反应由两类物质引起，一类刺激性较强，另一类刺激性较弱。当接触刺激性或毒性较强的物质如强酸、强碱、斑蝥素等，局部皮肤组织会直接损伤，少则几分钟，多则数小时内，即可出现炎性反应。皮损的形态、范围、严重程度取决于接触物质的种类、性质、浓度，以及接触时间的长短、接触部位和面积大小、机体对刺激物的反应程度。某些刺激性弱的物质如肥皂、洗涤剂、汽油、机油等一般要经过长期反复接触，才可产生慢性原发性刺激性皮炎，出现局部皮疹。

2．接触性变态反应

接触性变态反应由致敏物引起，本身无刺激性和毒性，只发生于少数过敏素质者。常见的致敏物有：植物性的如漆树、荨麻、杧果、无花果、银杏等；动物性的如动物的皮、毛和羽毛，毛虫、隐翅虫等动物的毒素；化学性的如铬、镍、汞等重金属及化工原料如盐类、橡胶、塑料等；某些外用药如红花油、中药药膏、抗生素软膏等；化妆护肤品、香皂、唇膏、染发剂及某些香料油彩等；农药如敌敌畏、乐果等。

接触性变态反应性皮炎的发病机制属典型的Ⅳ型迟发型变态反应，其接触致敏原中有些本身具有抗原性，而多数为低分子化学物质，属半抗原，进入人体后与皮肤表皮细胞膜载体蛋白以及表皮内朗格汉斯细胞（抗原递呈细胞）表面的HLA-DR抗原结合后，即形成完全抗原复合物。由朗格汉斯细胞携带此抗原复合物向表皮真皮交界处移动，将抗原信息传递给T淋巴细胞，使T淋巴细胞致敏，后者移向局部淋巴结副皮质区转化为淋巴母细胞，经过增殖分化为记忆性T淋巴细胞和效应T淋巴细胞，再经血液播及全身。此过程称初次反应阶段即诱导期，约需4天时间完成。当致敏后的个体再次接触同类抗原时，转化全抗原后，与已致敏的效应T淋巴细胞作用，产生多种淋巴因子，约24～48小时内出现一系列明显的炎症反应，这个过程称为二次反应阶段即激发期或反应期。可见已致敏的皮肤、黏膜再次接触该种致敏原后即可引起炎性反应。

二、诊断

1．发病部位

接触性皮炎多发生于暴露部位和接触部位，如头面、颈部、手背、腕、前臂等，其范围、形态、排列与接触物的大小形状多一致。但如接触物为气体、挥发性物质或粉尘，皮炎先出现在暴露部位，并易扩散全身。如发生在眼睑、阴囊等组织疏松部位，常有明显的肿胀。

2．损美体现

（1）皮损特点

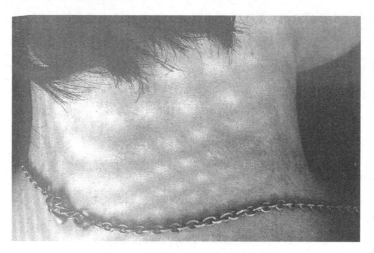

图7-1　原发性刺激性接触性皮炎

① 原发性刺激性接触性皮炎：急性期表现为红肿、大疱、糜烂、坏死、溃疡。皮疹边界清楚，形状各异与接触物相一致。长期反复接触低浓度或刺激性较弱的物品后，呈慢性湿疹样改变，如干燥、粗糙、脱屑、肥厚等（图7-1，彩图7-1）。

② 变态反应性接触性皮炎：皮损常局限于接触致敏物的部位。皮疹边界清楚，可有水肿性红斑、丘疹，重者可出现水疱、大疱，损害破溃后形成糜烂、渗液、结痂、若反复接触或处理不当，可转化为慢性皮炎，出现皮肤浸润、肥厚、苔藓样变等损害。

（2）伴随症状及病程　伴瘙痒、灼热或疼痛，若机体高度敏感或皮疹广泛者可出现发热、畏寒、头痛等全身症状。病程有自限性，若及时脱离接触物，未经治疗约2周可自然消退；经适当治疗后，多数在5～7天后皮疹消退。若反复接触刺激物或处理不当，病情迁延而转变为亚急性或慢性，表现为轻度红斑、丘疹、边界不清、或为皮肤轻度增厚及苔藓样变。

3．相关辅助检查

斑贴试验：根据受试物的性质配制适当浓度的浸液、溶液、软膏或原物作为试剂，置于

4层1cm×1cm的纱布上，贴于背部或前臂屈侧的健康皮肤上，其上用一稍大的透明玻璃纸覆盖，再用橡皮膏固定边缘。24～48小时后观察。受试部位无反应为（－），出现痒或轻度发红为（±），出现单纯红斑、瘙痒为（＋），出现水肿性红斑、丘疹为（＋＋），出现显著红肿伴丘疹或水疱为（＋＋＋）。阳性反应说明患者对受试物过敏，但应排除原发性刺激或其他因素所致的假阳性反应。

4. 美学分析与审美评价

接触性皮炎皮损大都发生在头面、手等暴露部位，因而对皮肤外观的影响较大。轻者出现红斑、丘疹、色素沉着，破坏了皮肤的形式美；重者出现糜烂、溃疡，影响了皮肤的结构和功能美，使人的心理和行为受到无形的损伤。

三、鉴别诊断

本病需与急性湿疹的皮损均可有红斑、丘疹、水泡、糜烂多形性损害，变态反应性接触性皮炎与急性湿疹均可出现瘙痒感。本病与急性湿疹的鉴别见表7-1。

表7-1 接触性皮炎与急性湿疹的鉴别

类别	接触性皮炎	急性湿疹
接触史	常可找到明显致病外因	常不明显
发病情况	常突然急性发作	急性发作，但不突然，呈渐进性
皮损特点	皮疹可为红斑、肿胀、丘疹、水疱、糜烂，但在一个时期常以一两种为主，形态常与接触物一致	皮疹为多形性，形态多无特殊
部位	接触部位，以暴露部位为多见	部位不定，常对称分布
边界	清楚	不清
伴随症状	瘙痒或灼热感	瘙痒剧烈
病程	去除病因后较快痊愈	常迁延不愈
复发	如不再接触过敏物质即不再复发	有复发倾向

四、治疗指导

原则：脱离接触物，对症处理，防止再次接触致敏物。

1. 全身治疗

① 抗组胺药：以H_1拮抗剂为主，如盐酸西替利嗪、马来酸氯苯那敏、赛庚啶等，严重者可二联使用。

② 非特异性抗过敏药：可静脉推注维生素C、10%葡萄糖酸钙、10%硫代硫酸钠等。

③ 重症患者加用糖皮质激素短程治疗，如泼尼松，每日30~45mg，口服；或氢化可的松，每日100~200mg，静脉滴注。病情控制后较快减量至停用。

2. 局部治疗

原则：用药宜简单、温和，避免用热水烫洗，不宜用刺激性的药物。

① 接触物为强酸，立即用大量水冲洗，然后用2%苏打水洗涤中和，再用纯净水冲洗。

② 接触物为强碱，先用大量水冲洗，再用2%醋酸溶液洗涤中和，再用纯净水冲洗。

③ 急性皮炎有明显糜烂、渗出者，可用3%硼酸溶液、1∶8000高锰酸钾溶液冷湿敷，每次25~30分钟，每日2次，连用3~5天。

④ 急性皮炎以红斑、丘疹为主，渗出较少者，可用氧化锌油或糖皮质激素霜。

⑤ 呈慢性改变者，可用焦油类软膏，如松馏油软膏、黑豆馏油软膏或激素类软膏。

五、美容养护指导

1. 家居工作日常皮肤养护

① 注意化妆品的安全性，正确使用化妆品。根据皮肤类型及季节选用化妆品，如油性皮肤选用粉质少油型，干性皮肤选用保湿油润型，秋冬干燥季节宜选用冷霜、润肤霜而少用或不用雪花膏。不宜浓妆艳抹，切忌同时使用多种化妆品，不能频繁更换化妆品，不宜用含香料过多及过酸、过碱的护肤品。不用过期或被微生物污染的化妆品。

② 晚上睡前，应清除面部化妆品。使用生理盐水或凉白开水湿敷后使用抗过敏的霜剂外搽，并用干毛巾吸干脸上的水分。洗完脸后，最好不涂护肤品。

③ 皮肤出现过敏反应后，立即停止使用任何化妆品，对皮肤进行观察和保养护理。用温水洗脸，以避免刺激皮肤，不宜使用肥皂、香皂和洗面奶。

2. 美容会所皮肤美容调治

护理程序和方法：

① 先用温水洗脸，然后用3%硼酸溶液或生理盐水湿敷。

② 用冷喷机喷15~30分钟。

③ 将防敏底霜涂敷于脸上，再用超声导入机导入20分钟。

④ 用脱敏水膜敷30分钟。

六、预防指导

① 尽可能寻找到致敏物，斑贴试验可帮助寻找。

② 避免再接触刺激物或致敏物，如因职业关系，应注意防护，必要时调换工种。

③ 治疗期间，不宜用热水或肥皂洗涤局部，避免摩擦、搔抓等刺激，禁止用刺激性强的

外用药物。

④ 在饮食方面，要注意营养均衡，可多吃一些牛奶、豆制品及新鲜的蔬菜、水果，避免吃鱼、虾、蟹等易引起过敏的食物。忌食辛辣食物，忌烟酒等刺激之物。

第二节　湿疹

湿疹是由多种复杂的内、外因素引起的一种具有多形性皮损和易有渗出倾向的过敏性炎症性皮肤病。主要特征是瘙痒剧烈，病情易反复，可多年不愈。常累及头面部，直接影响人的容貌美。

一、病因病理

湿疹发病原因尚不清楚，可能与过敏体质和第Ⅳ型变态反应有关，常为内外因素相互作用的结果。内源性因素包括：慢性感染病灶，如慢性扁桃体炎、慢性胆囊炎、中耳炎等；神经精神因素，如精神紧张、过度疲劳、失眠、自主神经功能紊乱等；内分泌及代谢改变，如月经失调、糖尿病、甲状腺功能亢进、妊娠等；遗传因素，如过敏体质导致的特应性皮炎、过敏性鼻炎、过敏性哮喘等；血液循环障碍，如小腿静脉曲张；慢性消化系统疾病，如肠寄生虫病、胃肠炎、长期便秘等。外源性刺激有：食物因素，如鱼、虾、牛肉、羊肉、杧果等；环境气候，如日光、寒热、干燥、潮湿等；吸入物，如花粉、尘螨、皮屑、羽绒、毛等；生活用品，如化妆品、肥皂、洗涤剂、塑料与橡胶制品等。其病理改变急性期主要表现为表皮内有海绵形成和水疱，真皮毛细血管扩张，周围淋巴细胞浸润；慢性期主要为表皮棘层肥厚，角化异常。

二、诊断

（一）发病部位

湿疹可发生于身体任何部位，常见于头面、手足、乳房、四肢屈侧、外生殖器等处。

（二）损美体现

1. 皮损特点

（1）急性湿疹　起病较快，常对称发生。初起皮肤潮红、肿胀、瘙痒，继而在潮红、肿胀或其周围的皮肤上，出现丘疹、丘疱疹、水疱。皮损群集或密集成片，形态大小不一，边界不清。常因搔抓而水疱破裂，形成糜烂、渗液、结痂。皮损广泛者，可有发热、大便秘结、小便短赤等全身症状（图7-2，彩图7-2）。

（2）亚急性湿疹　多由急性湿疹迁延而来。急性期的红肿、水疱减轻，流滋减少，但仍有红斑、丘疹、脱屑。

（3）慢性湿疹　多由急性、亚急性湿疹反复发作而来，也可起病即为慢性湿疹。其表现为患部皮肤增厚、表面粗糙，皮纹显著或有苔藓样变，触之较硬，呈暗红或紫褐色，常伴有少量抓痕、血痂、鳞屑及色素沉着，间有糜烂、渗液。

（4）特定部位及特殊类型的湿疹　湿疹虽有上述共同表现，但由于某些特定的环境或特殊的致病条件，可有下列特殊类型。

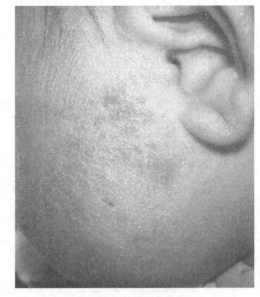

图7-2　急性湿疹

①头面部湿疹：发于头皮者，多有糜烂、渗液、结黄色厚结，有时头发粘集成束状，常因染毒而引起脱发；发于面部者，多有淡红色斑片，上覆以细薄的鳞屑。

②耳部湿疹：好发于耳窝、耳后皱襞及耳前部。皮损为潮红、糜烂、渗液、结痂及裂隙，耳根裂开如刀割之状，痒而不痛，多对称发生。

③乳房部湿疹：主要发生于女性。表现为皮肤潮红、糜烂、渗液，上覆以鳞屑，或结黄色痂皮，自觉瘙痒，或有皲裂而引起疼痛。

④手部湿疹：皮损形态多种，可为潮红、糜烂、渗液、结痂。反复发作，可致皮肤粗糙肥厚。冬季常有皲裂而引起疼痛。发于手背者，多呈钱币状；发于手掌者，皮损边缘欠清。

⑤小腿部湿疹：多见于长期站立者，皮损主要发于小腿下三分之一的内外侧。常先有局部青筋暴露，继则出现暗红斑，表面潮湿、糜烂、渗液，或干燥、结痂、脱层，呈局限性或弥漫性分布。病程迁延，反复发作，可出现皮肤肥厚粗糙、色素沉着或减退。

⑥阴囊湿疹：多发于阴囊，有时延及肛门周围，少数累及阴茎。急性期皮肤潮红、肿胀、糜烂、渗出、结痂；慢性期则皮肤肥厚粗糙、皱纹加深、色素沉着，有少量鳞屑，常伴有轻度糜烂、渗出。病程较长，常数月数年不愈。

⑦钱币状湿疹：本病常见于男性，发病高峰在55～65岁；女性常在15～25岁发病。大多呈慢性经过，多在冬季加重或复发，个别皮损可持续很长时间，反复发作，有在以往受累部位复发的特点。皮损呈散在的硬币大小的圆形红色斑片，其上可发生丘疹、水疱、轻度糜烂、渗出、结痂等急性或亚急性临床表现。少见皮损直径大于10cm者，边界较清楚，可单发或多发，常为慢性，呈轻度苔藓样鳞屑性损害，有时中央消退，似表皮癣样。对称发生，多见于手背及四肢伸侧、背部，常伴有剧烈瘙痒。

2. 伴随症状及病程

急性湿疹自觉瘙痒，轻者微痒，重者剧烈瘙痒呈间歇性或阵发性发作，常在夜间增剧，影响睡眠。常4～6周才愈，愈后有复发倾向。亚急性湿疹自觉瘙痒，或轻或重，一般无全身不适。慢性湿疹自觉瘙痒剧烈，尤以夜间、情绪紧张、食辛辣鱼腥动风之品时为甚。若发生在掌跖、关节等处，因这些地方的皮肤失去正常弹性，而且需要经常活动，可以并发皲裂而引起疼痛。病程较长，可迁延数月至数年不等，或经久不愈。

> **| 知识链接 |　　汗疱疹**
>
> 　　汗疱疹是一种皮肤湿疹样反应，手足出汗或精神因素如精神紧张、过度疲劳、情绪抑郁等，常为发病的重要因素。夏季多见，表现为深在性的小水疱，粟粒至米粒大小，略高出皮肤表面，常无红晕，对称发生于掌跖及指（趾）侧，1～2周后干涸成屑，并可反复发生，伴不同程度的灼热及瘙痒，常连续发作数年。汗疱疹不仅影响手部美观，而且常因瘙痒影响患者生活。严重者可继发感染，出现手部的肿胀、疼痛等。

（三）相关辅助检查

组织病理学检查：急性湿疹为表皮细胞间和细胞内水肿、海绵形成和水疱，有移入的单核细胞及淋巴细胞；真皮浅层毛细血管扩张，周围有淋巴细胞、少许中性粒细胞及嗜碱性粒细胞浸润。亚急性湿疹除表皮内有海绵形成和水肿外，还有程度不等的角化不全和棘层肥厚。慢性湿疹表皮角化过度、角化不全，棘层肥厚明显，表皮突显著延长；真皮浅层毛细血管壁增厚，管周有以淋巴细胞为主的炎细胞浸润。

（四）美学分析与审美评价

发生于颜面部急性湿疹出现丘疹、水疱、渗液、结痂等，严重影响了患者皮肤的外观美及容貌美。由于其反复发作，持续时间长，形成慢性湿疹会出现皮肤肥厚、粗糙、脱屑、色素沉着、苔藓样变等，给患者带来严重的美容心理障碍。

三、鉴别诊断

1. 急性湿疹与脂溢性皮炎

两者的症状极为相似，都会在皮肤上形成红色斑点或斑块，均可出现皮肤瘙痒感，主要鉴别见表7-2。

表7-2　急性湿疹与脂溢性皮炎的鉴别

类别	急性湿疹	脂溢性皮炎
病史	有过敏史	无
好发部位	任何部位	皮脂溢出部位
好发年龄	任何年龄均可发	青春期
皮疹特点	多形性皮损，对称分布，有渗出倾向，瘙痒剧烈	黄红色斑片，有油腻性鳞屑
侵犯头皮	红斑、水疱、渗出，头发粘成一团	脱发

2．慢性湿疹与神经性皮炎

两者均可出现苔藓样变及剧烈瘙痒，主要鉴别见表7-3。

表7-3　慢性湿疹与神经性皮炎的鉴别

类别	慢性湿疹	神经性皮炎
病因	复杂，体内外多种因素	神经精神因素及局部刺激
病史	多由急性湿疹转变而来	先瘙痒，后呈苔藓样变
部位	任何部位，多对称分布	项、骶部或四肢伸侧
皮损特点	浸润肥厚、粗糙、色素沉着	苔藓样变，周围有扁平丘疹

四、治疗指导

1．全身治疗

治疗原则是：仔细寻找病因，避免和去除各种可疑致敏因素。积极检查与治疗全身性疾病，如慢性感染性疾病、长期便秘、月经紊乱等。治疗因人而异，采用综合治疗措施。

（1）抗组胺药　马来酸氯苯那敏4～8mg，每日3次；或赛庚啶2mg，每日3次。亦可选择无中枢镇静副作用的药物，如咪唑斯汀10mg，每日1次；或氯雷他定10mg，每日1次。必要时两种药物配合或交替使用。

（2）非特异性脱敏治疗　10%葡萄糖酸钙10mL或10%硫代硫酸钠10mL加5%～10%葡萄糖20mL，加维生素C 1.0～2.0g，静脉注射，每日1次。

（3）糖皮质激素　一般不主张用，但病情严重经一般治疗效果不佳者，可短期服用。如泼尼松，每日20～40mg，口服，见效后酌情逐渐减量。

（4）免疫抑制剂　如环孢菌素、环磷酰胺或硫唑嘌呤，对严重的慢性湿疹有一定疗效。

2. 局部治疗

（1）急性湿疹　有渗液者可用3%硼酸溶液、0.1%依沙吖啶液、1∶20醋酸铝液或生理盐水冷湿敷，每次30分钟，每日3～5次；湿敷间期可用氧化锌油外涂。无渗液者可用炉甘石洗剂。

（2）亚急性湿疹　可选用油剂、霜剂、糊剂，如氧化锌油、氧化锌糊、5%糠馏油糊。糖皮质激素霜剂配合焦油类制剂的疗效较好。

（3）慢性湿疹　苔藓化范围小的皮损可用硬膏、10%～20%黑豆馏油或糠馏油软膏、曲安西龙尿素软膏，也可将上药加塑料薄膜或塑料纸封包，每晚1次。局限性损害可用浅层X射线治疗机治疗，或磷-32、锶-90敷贴治疗，或做局部封闭治疗，如用曲安西龙混悬液加等量1%～2%普鲁卡因，做损害内注射，每月1～2次，共3～4次。

五、美容养护指导

1. 家居工作日常皮肤养护

停用一切可疑致敏的护肤品，头面部湿疹忌烫头、染发，防止接触化学性刺激物。每天用生理盐水或凉白开水洁面，不宜使用香皂、肥皂和洗面奶。手部湿疹者不要接触刺激性强的物品，比如肥皂、洗衣粉等；足部湿疹者不要穿不透气的鞋，勤洗脚，注意个人卫生。

2. 美容会所皮肤美容调治

急性湿疹者应到医疗美容机构或医院皮肤科进行治疗。在治疗急性湿疹时，要对暴露部位的皮损使用无刺激性的外用药，如炉甘石洗剂、糖皮质激素霜等；在治疗慢性湿疹时，对于暴露部位的皮损可用局部封闭疗法和同位素敷贴等治疗。慢性湿疹者，可在美容院由美容师、技师采用超声波导入、按摩、面膜贴敷等方式进行专业调治。

六、预防指导

① 避免或减少食用易致敏和有刺激的食物，如浓茶、咖啡、酒类、海鲜等。饮食应清淡，多吃水果蔬菜，多吃绿豆、赤小豆、冬瓜、莲子、苦瓜等清热利湿的食品。慎食榴莲、杧果、龙眼、荔枝等属热性水果。

② 保持皮肤清洁、干燥，不穿化纤、羊毛衣服，以柔软浅色的棉布衣服为宜。勤剪指甲，以免抓破皮肤。皮肤瘙痒时应避免用力搔抓、摩擦、肥皂洗、热水烫等。尽量不要佩戴可能致敏的饰品。

③ 保证充足的睡眠，积极锻炼身体，增强体质，对湿疹可起到预防作用。

④ 有些患者由于压力与情绪等，也会诱发皮肤湿疹，因此一定要保持乐观情绪，坚定能治愈的信心，积极配合治疗。

第三节　荨麻疹

荨麻疹是一种由多种因素引起的皮肤、黏膜小血管暂时性反应性扩张及渗透性增加，以局部水肿性损害及瘙痒性风团为主要表现的疾病。属临床常见病，约15%～20%的人一生中患过一次以上荨麻疹，具有瘙痒剧烈、发无定处、骤起骤退、消退后不留任何痕迹等特点。

一、病因病理

荨麻疹的发病原因复杂，约3/4的患者不能找到确切的原因。一般认为与以下因素有关。

（1）食物因素　以含有特殊蛋白质的鱼、虾、蟹、鸡蛋、牛奶等引起最常见，其次为某些肉类及植物性食品如草莓、番茄，或大蒜等香料、调味品。

（2）物理因素　冷、热、日光、摩擦、压迫等刺激。

（3）药物因素　青霉素、磺胺类药、呋喃唑酮、血清制剂、疫苗等，常通过免疫机制引发荨麻疹；阿司匹林、吗啡、阿托品、维生素B_1等为促进组胺释放药物，能直接使肥大细胞释放组胺引发荨麻疹。

（4）动植物因素　如昆虫叮咬，动物皮屑、羽毛及花粉的吸入等。

（5）感染因素　病毒、细菌、真菌、寄生虫等可作为抗原引起Ⅰ型或Ⅲ型变态反应，如细菌感染所致中耳炎、病毒感染所致肝炎、真菌感染所致手足癣等，均可诱发荨麻疹。

（6）遗传因素　某些类型荨麻疹如家族性寒冷性荨麻疹与遗传有关。

（7）精神因素与系统性疾病　精神因素如精神创伤，女性月经期、绝经期、妊娠期精神过度紧张等。系统性疾病如系统性红斑狼疮、风湿热、类风湿性关节炎、恶性肿瘤、传染性单核细胞增多症、内分泌紊乱等，也可成为荨麻疹的发病原因。

其发病机制有变态反应性与非变态反应性两种。变态反应性主要是Ⅰ型变态反应，由抗原与抗体IgE作用于肥大细胞与嗜碱性粒细胞，使它们的颗粒脱落而产生一系列化学介质（5-羟色胺、激肽、前列腺素、组胺等）的释放，从而引起毛细血管扩张、通透性增加，以及平滑肌痉挛、腺体分泌增加等，产生皮肤、黏膜、消化道和呼吸道等的症状；有的属于Ⅱ型变态反应，由抗原抗体复合物激活补体，形成过敏毒素，刺激肥大细胞释放组胺与组胺类物质而发病，例如呋喃唑酮或注入异种血清蛋白引起荨麻疹等反应。非变态反应性是某些生物性、化学性及物理性因素使补体激活或直接作用于肥大细胞与嗜碱性粒细胞，使其释放颗粒而发病。

二、诊断

（一）发病部位

荨麻疹可发生于身体任何部位，以躯干、四肢、口唇多见。

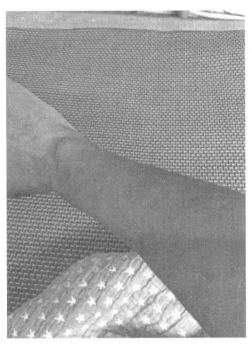

图7-3　急性荨麻疹

（二）损美体现

1. 皮损特点

（1）急性荨麻疹　此型起病急，皮肤突发瘙痒，迅速出现大小不等的鲜红色或苍白色风团，形态多样，孤立、散在或融合成片。数小时内风团变为红斑而逐渐消失，但新的风团陆续发生，此起彼伏。若累及胃肠道黏膜，可致腹痛、腹泻；若荨麻疹累及呼吸道黏膜，可出现呼吸困难甚至窒息，严重者可出现过敏性休克症状（图7-3，彩图7-3）。

（2）慢性荨麻疹　全身症状较轻，风团反复发生、缠绵不断、时多时少，可于晨起或临睡前加重，也可无规律，多数患者找不到原因。

（3）特殊类型荨麻疹

① 皮肤划痕症：亦称人工荨麻疹。皮肤被钝器划过处或手搔抓处出现条状隆起，伴瘙痒，随即消退。可单独发生或与荨麻疹并存。

② 寒冷型荨麻疹：分为家族性和获得性两种。前者属常染色体显性遗传，出生后不久或早年即可发病，可持续终生，遇冷发生风团时可伴有发热、寒战、头痛、关节痛等；中性粒细胞增高，被动转移试验阴性。后者多见于青年女性，遇冷后，接触部位或暴露部位出现风团或斑块状水肿；持续30分钟或数小时，有时进食冷饮可致口腔和喉头水肿；被动转移试验阳性。本病可为某些病症之一，如冷性球蛋白血症、阵发性冷性血红蛋白尿症、冷纤维蛋白原血症等。

③ 胆碱能性荨麻疹：多见于青年人。运动、受热、情绪紧张、进食热饮或酒精饮料等因素，可促使乙酰胆碱作用于肥大细胞而发，周绕红晕，不互相融合，半小时至1小时后可消退。1：5000乙酰胆碱皮试或皮肤划痕试验阳性。

④ 日光性荨麻疹：少见。多数患者的致病光谱为中波及长波紫外线（波长在360nm以下）。风团发生于暴露部位，伴瘙痒及针刺感。

⑤ 压迫性荨麻疹：部皮肤受压后约4～6小时后发生肿胀，累及真皮及皮下组织，持续8～12小时消退。伴痒感、烧灼感或疼痛是本型的特点。可与慢性荨麻疹、血管性水肿同时存在。常见于受压的掌、跖部和臀部。

2. 伴随症状及病程

伴有程度不等的瘙痒，大多瘙痒剧烈。急性荨麻疹可在短时期内痊愈；慢性荨麻疹病程超过6周，有的可达数月甚至数年。

（三）相关辅助检查

（1）血清总IgE和特异性IgE　外周血清总IgE水平升高有助于本病的诊断，而各种特异性IgE升高有助于找出致敏物。

（2）激发试验

① 热激发试验：用试管装45℃的热水接触皮肤，数分钟后在接触部位出现风团则为阳性，有助于胆碱能性荨麻疹的诊断。

② 冷激发试验：用试管装冷水或冰块接触皮肤，很快在接触部位出现风团则为阳性，有助于寒冷性荨麻疹的诊断。

（四）美学分析与审美评价

荨麻疹可以自行消退，消退后不留痕迹，对人体美观影响不大，但由于其随时即发，发作时出现皮肤颜色改变甚至水肿，会影响患者心情，而且会因剧烈瘙痒让患者坐立不安，造成身心损害，发生于暴露部位者也会影响患者外观形象美感。若血管性水肿发生在面部、眼睑，则会严重影响患者容貌美。

三、鉴别诊断

1. 荨麻疹型药疹

荨麻疹与荨麻疹型药疹均可出现风团样损害，主要鉴别见表7-4。

表7-4　荨麻疹与荨麻疹型药疹的鉴别

类别	荨麻疹	荨麻疹型药疹
病因	复杂，体内外多种因素	有明确的用药史
部位	任何部位，常有游走性	常突然泛发全身
皮损特点	风团骤起骤退，此起彼伏	颜色更鲜艳，持续时间更长

2. 丘疹性荨麻疹

荨麻疹与丘疹性荨麻疹均会出现风团样损害、瘙痒、基底潮红等，主要鉴别见表7-5。

表7-5　荨麻疹与丘疹性荨麻疹的鉴别

类别	荨麻疹	丘疹性荨麻疹
病因	复杂，体内外多种因素	蚊虫叮咬
皮损特点	风团	在风团上常有丘疹或丘疱疹，形如纺锤形
消退时间	常消退迅速，不超过24小时	消退缓慢，持续24小时以上
色素沉着	无	有

四、治疗指导

1. 全身治疗

（1）抗组胺药　以H_1受体拮抗剂为首选药，一般服用一种，也可两种同时或交替应用。常用的有马来酸氯苯那敏（扑尔敏），每次4～8mg，每日3次，口服；赛庚啶，每次2～4mg，每日3次，口服。儿童口服量酌减。这些药物均有不同程度嗜睡副作用，所以从事高空作业、司机等职业者应慎用。可适当选择一些无镇静作用的药物，如盐酸西替利嗪，每次10mg，每日1次，口服；咪唑斯汀，每次10mg，每日1次，口服。若为顽固性病例，可合并H_2受体拮抗剂如西咪替丁或雷尼替丁等，可提高疗效。

（2）钙剂　能增加毛细血管致密度、降低通透性、减少渗出、减轻症状，常用10%葡萄糖酸钙注射液。

（3）糖皮质激素　用于重症、伴全身症状的急性荨麻疹，不适用于慢性荨麻疹。一般用泼尼松，每次5～10mg，每日3次，口服，地塞米松，每次0.75～1.5mg，每日3次，口服。控制症状后逐渐减量至停药。

（4）拟交感神经药　用于严重的急性荨麻疹，尤其是喉头水肿患者。用0.1%肾上腺素0.5～1mL，皮下注射；若有必要，可隔30分钟再注射0.5mL。对高血压、心脏病患者及年老体弱者慎用。

（5）其他药物　可酌情选用维生素C、维生素K、氨茶碱、山莨菪碱等。皮肤划痕症和压迫性荨麻疹，可用羟嗪和多塞平；寒冷性荨麻疹可用多塞平、赛庚啶等；胆碱能性荨麻疹可用羟嗪、去氯羟嗪等。

2. 局部治疗

以止痒为主，可用炉甘石洗剂外搽，每日2～3次，皮损局限者也可以选用糖皮质激素霜等。

五、美容养护指导

1. 家居工作日常皮肤养护

① 不能过频、过度清洁皮肤；宜用温水洁面、沐浴，不宜使用香皂、肥皂、洗面奶；护肤品宜简单温和。

② 不可乱用含激素的霜剂或软膏。

③ 风团期间避免风吹、日晒、冷热刺激，避免接触可疑致敏原。

④ 室内应保持清洁，温度、湿度适宜，避免使用空调；室内禁放花卉，喷洒来苏水、敌敌畏等化学物品，以免致敏。

2. 美容会所皮肤美容调治

可在美容会所进行皮肤镇静脱敏调护。用防敏洁面乳或只用温水清洁皮肤，敏感部位用棉片轻轻擦拭；对已过敏的皮肤可用冷喷雾冷敷，时间不超过5分钟，冷喷距离不可近于35cm。可采用超声波导入脱敏精华素止痒消肿，时间不超过5分钟，每日1次，3~5天为1个疗程，但不可长期使用。若敷面膜，先用冰纱布湿敷，再将防敏面膜涂于纱布上，20分钟后取下，起到防敏、镇静、收缩血管的作用。

六、预防指导

① 积极寻找并消除找病因。有胃肠功能障碍、寄生虫病、内分泌疾病或慢性感染病灶者，应治疗原发病。

② 忌食腥发食物，如鱼类、虾、酒类、辣类食物等，并保持大便通畅。

③ 剪短指甲，勿用力搔抓，否则可引起皮损显著增多，瘙痒剧烈。

④ 注意气温变化，自我调摄寒温，加强体育锻炼。

第四节 激素依赖性皮炎

激素依赖性皮炎是指局部长期、反复滥用，或误用激素制剂外搽，或因使用含有皮质激素的护肤品治疗某些皮肤病后，对激素产生依赖而引起的急性、亚急性皮炎。其特征是停药后出现"反跳"现象，使原皮疹恶化，再用激素制剂又可好转，若再停药皮炎再发，并可逐渐加重。

一、病因病理

本病的主要病因是激素使用不当或使用过度。自1958年地塞米松被发现后，在其基础上又陆续研发了倍他米松、倍氯米松、氟轻松等药物并应用至今，因其疗效较高而被广泛使用于皮肤科领域，外用激素软膏的使用率更是超过其他任何药物，导致激素依赖性皮炎的发生。其病因复杂，可能与以下原因有关。

（1）未能掌握好适应证 患者不了解激素的应用范围和不良反应，不能准确掌握外用激素的适应证，将激素用于不应该采用激素治疗的疾病如体癣、股癣、酒渣鼻、痤疮等，也有为了美容祛斑、增白嫩肤而长期错误地使用含激素的化妆品。

（2）选择激素品种不当 不能正确选择外用激素的品种。面部皮肤比较薄嫩、血管丰富，激素的穿透力比在其他部位大得多，尽量不使用，使用时应该选择弱效激素，而不应选用强效激素，并应短期使用。

（3）用药剂量大或时间过长 患者为了治疗原发疾病，如脂溢性皮炎、湿疹、银屑病、红斑狼疮等而长期使用激素。激素的效能越强，使用时间越长，越易发生该病。

本病发病机制尚不明确，可能与变态性接触性皮炎发生机制相似。长期外用激素可导致以下病理改变：

（1）表皮与真皮变薄　局部长期外用激素，激素通过干扰表皮的分化，诱导皮肤结构和功能发生变化，角质形成细胞增殖受抑制，导致透明角质层颗粒形成减少，最终使角质层变薄。真皮变薄是由于糖蛋白和蛋白聚糖的黏弹性变化使胶原的原纤维间黏附力减弱，胶原合成减少。

（2）色素减退或沉着　由于角质层的层数减少，迁移到角质形成细胞的黑色素减少，引起色素减退。色素沉着可能与激素激活黑素细胞再生色素有关。

（3）血管显露　由于血管壁的胶原纤维间黏附力减弱，可导致血管变宽、真皮胶原消失，而导致表面的血管显露。

（4）酒渣样、痤疮样皮炎　在激素诱导的酒渣鼻样皮损中，毛囊蠕形螨的密度显著增高，蠕形螨封闭毛囊皮脂腺出口，充当带菌者，引起炎症反应或变态反应；强效激素还可使皮脂腺增生，导致特有的酒渣鼻样皮疹。激素能使毛囊上皮退化变性，导致出口被堵塞，出现痤疮样皮疹或使原有的痤疮加重。

二、诊断

1. 发病部位

本病在任何部位均可产生，以面部多见，亦见于阴囊及女性外阴部。

2. 损美体现

（1）皮损特点　多形性损害是本病的特点之一。损害不一，一般以1～2种为主。常见的表现如下。

① 皮肤敏感性增高：对冷热变化、日光等环境因素，外用药物，各种化妆品等敏感性增强。

② 皮炎表现：弥漫性潮红、红斑、脱屑、皮肤干燥、皲裂等；酒渣样、痤疮样皮炎；粉刺、炎性丘疹、脓疱、结节样损害等。

③ 黑变病：弥漫性或局限性淡棕色、灰褐色或青褐色色素沉着斑，重者可呈黑色、紫色或蓝黑色。

④ 其他：常见有毛细血管扩张、多毛或表皮萎缩等（图7-4，彩图7-4）。

（2）伴随症状及病程　伴有轻度不适、干燥紧缩感、烧灼感、刺痛、强烈的瘙痒。病程3个月至半年。

3. 美学分析与审美评价

由于皮肤粗糙、干燥、红斑、脱屑等多形性损害，与正常肤色肤质形成强烈对比，严重破坏了皮肤的外观形式美感，给患者带

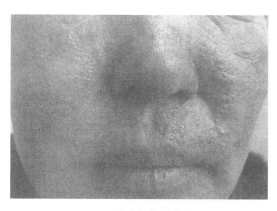

图7-4　激素依赖性皮炎

来巨大的痛苦。还有些患者明知所用的药品或护肤品含激素，而又不得不继续使用，结果导致毛细血管扩张、色素沉着甚至萎缩，严重影响容貌美，甚至产生自卑、绝望的心理。

三、鉴别诊断

1. 接触性皮炎

接触性皮炎与激素依赖性皮炎均会出现面部红斑、自觉瘙痒等症状，两者的鉴别见表7-6。

表7-6　激素依赖性皮炎与接触性皮炎的鉴别

类别	激素依赖性皮炎	接触性皮炎
接触史	有长期外用药物或含激素的化妆品史	有明确接触史
发病情况	缓慢，常加重和缓解交替出现	常突然急性发作
皮损特点	潮红、脱屑、干燥，皮肤敏感性增高，甚至毛细血管扩张、多毛、萎缩等	红斑、肿胀、丘疹、水疱、糜烂，形态常与接触物一致
部位	任何部位，以面部为主	接触部位，以暴露部位多见
病程	较长	去除病因后较快痊愈
复发	易反复发作	不再接触过敏物质即不再复发
依赖性	有	无

2. 酒渣鼻

激素依赖性皮炎与酒渣鼻均会出现皮损部位潮红、红斑、毛细血管扩张，两者的鉴别见表7-7。

表7-7　激素依赖性皮炎与酒渣鼻的鉴别

类别	激素依赖性皮炎	酒渣鼻
病史	有长期外用药物或含激素的化妆品史	无
好发部位	面部	鼻中部
好发年龄	任何年龄	中年以上的男性
皮疹特点	潮红、丘疹、脱屑、干燥，皮肤敏感性增高，甚至出现毛细血管扩张、多毛、萎缩等	先有潮红、红斑，而后出现丘疹、脓疱、最后出现鼻赘
毛囊蠕形螨检查	可查到毛囊螨虫	无

四、治疗指导

1. 全身治疗

（1）逐步撤停激素　逐步撤停外用激素制剂和所有可能引起刺激的含激素的洗护化妆

品。作用较强的糖皮质激素制剂要逐步撤停，如氢化可的松开始每日2次，症状控制后减为每日1次，1周后减为隔日1次，再用1周后减为每隔2日1次，连续3次后停药。作用较弱的糖皮质激素制剂可立即停用。

（2）替代疗法　停用上述激素后不能耐受者可换用弱效激素氢化可的松霜外用或非糖皮质激素制剂代替。有研究显示，长期连续使用1%氢化可的松也出现了酒渣鼻样皮疹和口周皮炎，眼睑出现萎缩和毛细血管扩张，提示长期使用弱效激素也会产生激素性皮炎。

（3）控制感染　多西环素，每日100～250mg，连用3～4个月。儿童给予口服红霉素和甲硝唑。可配合低剂量的异维A酸，每天5mg，连用3个月。

（4）对症治疗　若瘙痒较重者，可用西替利嗪，每次10mg，每天2次。

2. 局部治疗

可使用非激素药物如硅霜等缓和的滋润霜剂；保护性霜剂如维生素B_6软膏。干燥者使用保湿剂；皮损红肿渗出者可用硼酸溶液冷湿敷。止痒剂如盐酸丙马卡因。

已形成毛细血管扩张症者应到医院激光科治疗。可以使用氦氖激光治疗。如采用JDZ-3型综合激光治疗仪，氦氖激光功率30mW，光斑直径10cm，光斑功率密度0.38mW/cm²，固定照射每处10分钟，每天1次，连续10天为1个疗程，间隔10天再行第2个疗程。

五、美容养护指导

1. 家居工作日常皮肤养护

① 避免日晒、风吹、环境和温度的骤然剧变对皮肤的刺激。

② 若出现毛细血管扩张，用冷热毛巾交替敷面，先热后冷，如此锻炼皮肤，使皮肤恢复对温度的快速反应，并可兼施面膜、倒膜，改善血管微循环，配以收敛性化妆水，使毛孔收缩。

2. 美容会所皮肤美容调治

应按敏感性皮肤进行调治。应注意以下几点：

① 选用产品应成分单一，附加成分应尽量少且具有防敏作用，如甘草、芦荟、洋甘菊的提取液等。避免使用含有果酸类成分和酒精成分的产品。在使用前在耳后进行皮肤敏感测试，安全后使用。

② 尽量避免采用蒸汽美容及某些芳香疗法、红外线照射等。

③ 护理操作时美容师手法尽量轻柔、简单，时间应短，一般不超过10分钟。

④ 若有毛细血管扩张，可用氦氖激光治疗，连续10天为1个疗程，间隔10天再行第2个疗程。

六、预防指导

① 掌握激素适应证，明确疾病的性质，不可滥用；面部皮肤疾病需外用激素制剂治疗

时，需在专业医师指导下用药。

② 正确选择外用激素制剂，最好用弱效激素制剂。颜面部使用激素应慎重，不能连续超过2周，症状控制后迅速停药。

③ 掌握用药时间，如果病情需要必须使用强效激素制剂时，用药过程中要遵循递减原则。外用激素治疗过程中如发现副作用特别严重时应及时中止使用并对症处理。

④ 饮食方面应多吃富含维生素C的蔬菜和水果及钙制品、乳制品，降低皮肤毛细血管的脆性，增加皮肤的弹性。避免过量食用糖、蛋白质、脂肪及辛辣刺激性食物，禁忌饮用烈性酒类饮品，避免对皮肤的刺激。

⑤ 注重心理调护，对患者讲明此类皮肤病的特点，使之增强信心，配合医生治疗。

| 案例分析 |

李某，女，40岁。全身泛发皮疹伴渗出、瘙痒5天。5天前左前臂伸侧出现小红疹，瘙痒明显，抓后皮疹增多，范围扩大，伴有流水。2天前皮疹突然泛发全身，灼热瘙痒，心烦急躁，口渴喜冷饮，夜寐不安。检查：左前臂伸侧可见硬币大糜烂面，渗液不止，部分结黄痂，边缘有红晕；双颊、颈项、躯干、双上肢散见点片状红斑，上有簇集丘疹及水疱，并有较多抓痕；舌质红、苔薄黄腻，脉弦滑数。

诊断：急性湿疹。

治疗指导：赛庚啶2mg，每日3次；10%葡萄糖酸钙10mL，加维生素C 1.0～2.0g，静脉注射，每日1次。若效果不佳，可用适量泼尼松。外治可用3%硼酸溶液冷湿敷。

美容指导：停用一切可疑致敏的护肤品，忌烫头、染发，避免使用具有化学性刺激物如肥皂、洗涤剂等，停用洗面奶，每天温水洗脸。不涂搽任何护肤品。注意清洁卫生。不宜过度按摩。

预防指导：避免食用刺激性、致敏食物，如浓茶、咖啡、酒类、海鲜等，可食用绿豆、莲子、苦瓜等清热利湿食品。避免用力搔抓、摩擦、肥皂洗、热水烫。尽量不要佩戴可能致敏的饰品。保持乐观情绪，注意睡眠。

复习思考题

1. 简述急性、亚急性、慢性湿疹的皮损特点。

2. 接触性皮炎与急性湿疹的鉴别要点有哪些？

3. 试述激素依赖性皮炎的皮损特点。

第八章

物理性皮肤病

学习要点

日光性皮炎的诊断、治疗指导；慢性光化性皮炎的诊断、鉴别诊断、治疗指导；物理性皮肤病的美容养护指导。

物理性皮肤病是一类由外界各种物理因素如机械性摩擦、温度、日光或放射线等影响而引起的皮肤病。这类疾病的发生与体质、性别、年龄和职业等有一定关系。因为皮肤是人体的最外层器官，与自然环境直接接触，很容易受到各种理化因素的影响，所以由各种物理因素引起的皮肤疾病也较常见。本章我们主要介绍日光性皮炎和慢性光化性皮炎。

第一节　日光性皮炎

日光性皮炎是指由强烈日光照射引起的急性炎症性皮肤病，又称"日晒伤"。皮疹特征主要表现为局部急性红斑、水肿或水疱。本病多见于春夏日光照射强烈季节，好发于妇女、儿童及肤色浅者。本病相当于中医学的"日晒疮"。

一、病因病理

本病是由于日光的中波紫外线过度照射皮肤，使人体局部发生急性光毒性反应，造成角质形成细胞坏死，释放炎症介质，并导致皮肤血管扩张、组织水肿、黑素细胞加速合成黑色素。其炎症程度与照射时间、范围、环境及体质、肤色等因素有关。

二、诊断

1. 发病部位

日光性皮炎好发于暴露部位，如颜面、颈部、手臂等处。

2. 损美体现

（1）皮损特点　日晒部位皮肤出现红斑、水肿，边界清楚，甚至还可见水疱、大疱及渗出、糜烂（图8-1，彩图8-1）。

（2）伴随症状及病程　自觉灼痛、瘙痒。重者可有发热、畏寒、头痛、乏力、恶心等全身症状。本病发病较急，常于日晒后2~6小时出现皮损，12~24小时达到高峰，3~5天后皮损可渐渐消退，1周内可痊愈，但会遗留色素沉着及脱屑等现象。

3. 美学分析及审美评价

日光性皮炎好发于暴露部位，如颜面、颈部、手臂等处。暴晒后皮肤立即出现红斑、水肿，甚至水疱、大疱及渗出、糜烂，

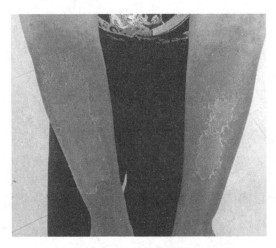

图8-1　日光性皮炎

影响了皮肤的完整性，破坏了容貌美及肤色美，还会因为瘙痒和疼痛影响工作和生活，而且在恢复期还会遗留脱屑及色素沉着，大约半年后肤色才会渐渐恢复正常，破坏了皮肤白皙、细腻和光滑的状态，影响了皮肤美感。

三、鉴别诊断

与接触性皮炎相鉴别。

（1）相同点　接触性皮炎和日光性皮炎患者都可出现皮肤红斑、肿胀、丘疹、水疱、大疱等表现，而且都常伴有瘙痒等自觉症状。

（2）不同点　接触性皮炎发病前有明确的某物质接触史，常在接触部位出现皮损，去除接触物后皮损很快消退，再接触，则再次发病；日光性皮炎有强光暴晒史，日光照射部位出现皮损，避光后一周可痊愈，但会有暂时的色素沉着、脱皮现象。

四、治疗指导

一般以局部治疗为主，重症则配合全身治疗，必要时可给予补液及对症处理。

（1）全身治疗

① 抗组胺剂：有全身症状者可口服氯雷他定10mg，每日1次。

② 糖皮质激素：严重者可口服泼尼松20～30mg，每日1次。

③ 止痛剂：阿司匹林，口服，0.3～0.6g，每日3次。

④ 维生素类：维生素C 0.3g，口服，每日3次；维生素$B_6$10～20mg，口服，每日3次。

（2）局部治疗　以安抚、消炎、止痛为原则。

① 外搽炉甘石洗剂、糖皮质激素霜，有明显减轻局部炎症的作用。

② 有渗出者局部用冰牛奶、3%硼酸溶液、生理盐水冷湿敷，每隔2～3小时湿敷1次，每次30分钟，直到急性症状消退为止。

五、美容养护指导

1. 家居工作日常皮肤养护

① 日间护理：温水+双重保湿水—眼霜—保湿日霜+晒后修复霜。

② 晚间护理：保湿洁面乳+卸妆液—双重保湿水—眼霜—晚霜（精华素）。

2. 美容会所皮肤美容调治

① 先用棉片小心清洁皮肤，然后用冷喷机、冰纱布、冰袋等对皮肤进行镇静，同时补充角质层细胞水分，软化角质，使之柔和脱皮。

② 在敷面膜程序中可补充大量含油分、水分的滋润型产品和修复产品，帮助皮肤重建保护膜。

③ 禁止采用喷雾、去角质、按摩等方法或使用仪器等做较刺激的美容护理，避免肌肤再次受到刺激。

④ 冰球疗法。主要工具是水晶球，用来做按摩、营养导入、放松、牵引，把人体的磁场调理到一个最佳状态。

六、预防指导

① 避免日晒，尤其夏季尽量避免在上午10时至下午3时之间外出。

② 日光照射强烈时要注意防晒，可采取各种遮阳措施，如涂防晒霜、打遮阳伞等。

③ 避免外涂和服用有光敏作用的食品和药物，如灰菜、苋菜、泥螺等。有皮损后可多食用富含维生素A、维生素E、维生素C的蔬菜水果及有清热解暑作用的食物，如绿豆、西瓜、苦瓜、海带等，多饮水，加快皮肤的修复和再生。

④ 平时增加户外锻炼，增强皮肤对日光的耐受。

⑤ 注意自我心理调适，保持心情舒畅，避免因皮损而产生焦虑情绪。

| 知识链接 |　　**防晒化妆品使用注意事项**

① 一般来说，肤色越白皙者越容易晒伤，但不易晒黑；肤色越深者越易晒黑，但不容易晒伤。

② 防晒化妆品只可减轻紫外线对皮肤的伤害程度，夏季白天上午10时至下午2时太阳光中紫外线辐射强度最大，应避免或减少户外活动。需外出时，要涂抹适当厚度的防晒化妆品，还要借助遮阳伞、太阳帽等辅助防晒。

③ 油性皮肤者不宜再使用W/O型防晒化妆品，可选用防晒粉底。

④ 防晒化妆品应一年四季使用，甚至多云、阴天或在室内时也不应中断使用，因为紫外线强度测量仪测定显示，上述情形时仍有较强能量的紫外线辐射，尤其是UVA对玻璃、衣物、水和人体都具有很强的穿透力。

⑤ 油性皮肤及敏感性皮肤宜选用以物理防晒剂为主的防晒化妆品，可减少皮肤因涂抹防晒化妆品而引起的不良反应。一旦皮肤感觉不适，应及时彻底清洗并停用此种防晒化妆品，必要时就诊治疗。

⑥ 皮肤晒伤后不要再使用防晒化妆品，待恢复后再使用。

第二节 慢性光化性皮炎

慢性光化性皮炎是由于内服或皮肤接触光敏物质，然后接受日光照射后引起的慢性光过敏性皮肤病。

一、病因病理

本病的发生与光敏物质关系密切。经皮肤接触或内服等途径，光敏物质通过血液到达皮肤，接受日光（UVA、UVB）照射，发生一种迟发型超敏反应而致病。在这种光变态反应中，由于紫外线的光化学作用和光毒性氧化作用，皮肤中某些正常成分（内源性蛋白）发生改变，形成一种新抗原，通过持续刺激免疫系统而引起迟发型超敏反应。因此，本病还与免疫调节功能紊乱、色氨酸代谢障碍、过敏体质等有关。现已知的光敏物质有化妆品、清洁剂中的香料、防腐剂；化学类物质如染料、苯胺等；香豆素类如补骨脂、白芷等；内服药如磺胺类、雌激素等；植物如灰菜、紫云英等，均可引发本病。

二、诊断

1. 发病部位

慢性光化性皮炎好发于接触部位、光照部位。非暴露部位也可受累。

2. 损美体现

（1）皮损特点 皮损表现为弥漫性鲜红色略带水肿性斑疹，或呈皮炎湿疹性损害，继之呈浸润增厚的苔藓样丘疹和斑块状损害（图8-2）。

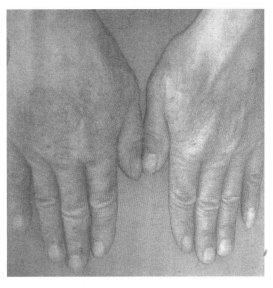

图8-2 慢性光化性皮炎

（2）伴随症状及病程　自觉烧灼感、疼痛、瘙痒感。病程多呈慢性、持久性、终年不愈。

3．美学分析及审美评价

慢性光化性皮炎除好发于日光暴露部位，还可累及非暴露部位，而且患者的皮损长期存在，常年不愈，故严重影响了容貌美及全身整体美感。

三、鉴别诊断

与湿疹相鉴别。

（1）相似点　湿疹和慢性光化性皮炎均可出现红斑、丘疹、水肿等皮肤改变，而且患者都会自觉瘙痒、疼痛，病程慢性，可终年不愈。

（2）不同点　湿疹患者无光敏感史，且与日光照射无明显关系，皮损呈多形性，无特定好发部位，常对称分布，有渗出倾向，伴剧烈瘙痒；慢性光化性皮炎与光敏感物质关系密切，皮损好发于光照部位，多呈慢性苔藓样变，多终年不愈。

四、治疗指导

1．全身治疗

（1）抗组胺药　氯雷他定10mg，口服，每日1次。还有马来酸氯苯那敏、赛庚啶、特非那定等，同时应口服维生素C及B族维生素。

（2）免疫抑制剂　硫唑嘌呤，每日50～150mg，病情得到控制后减量维持3个月；羟基氯喹，每日200～400mg，分2次口服；沙利度胺，每日150mg，病情得到控制后减量维持3个月。

（3）糖皮质激素　有严重晒斑者，泼尼松10mg，口服，每日3次，病情得到控制后逐渐减量至停药。

（4）PUVA或PUVB光脱敏治疗　开始剂量低于最小红斑量，逐渐增加剂量至皮肤耐受而获得免疫。

2．局部治疗

可应用避光剂，病情较重者可外用糖皮质激素乳剂或软膏外搽，但不宜长期使用。

五、美容养护指导

1．家居工作日常皮肤养护

晒伤后不宜化妆、按摩，也忌用力揉搓晒伤部位。宜保持皮肤凉爽，可用毛巾冷敷或洗冷水浴。使用防晒化妆品时应根据不同的皮肤、使用环境和季节等选择合适的防晒产品。每次涂抹防晒化妆品后数小时，应及时洗去并重新涂抹，以免汗水的稀释减弱产品的防晒效果。

2. 美容会所皮肤美容调治

急性期以保湿、镇静、修复、舒缓原则为主，症状缓解后再行美白护理。可用保湿洁面乳或只用温水清洁面部，晒伤部位用棉片轻轻擦拭。晒伤后禁止热喷，应用冷喷镇静，不做离子喷雾。慎用去角质霜，若症状较轻可操作，动作要轻柔。可使用冰纱布蘸上酸牛奶敷面，或用含甘菊、芦荟等成分的软膜，可起到镇静消炎的作用。还可利用冰球按摩，起到镇静舒缓的作用。

六、预防指导

① 注意防晒避光，减少外出，外出时需戴太阳帽、撑遮阳伞、穿长袖衣服、外搽防晒护肤品等。

② 避免接触光敏物质，如药物、化妆品、某些食物等。对光线极度敏感的患者，病房或居室照明可用白炽灯，用深色的窗帘，尽量减少光的刺激。

③ 多食用富含维生素的新鲜蔬菜和水果，避免食用辛辣刺激性食物。注意多饮水。

④ 加强运动，提高自身免疫力。

⑤ 避免精神紧张焦虑，保持心情愉悦。保证睡眠。

| 知识链接 |　　防晒系数（SPF）

防晒系数（SPF）是指在涂有防晒品防护的皮肤上产生最小红斑所需能量，与未被防护的皮肤上产生相同程度红斑所需能量之比值，是测量防晒品对UVB的防御能力的指标，即皮肤抵挡紫外线的时间倍数。假设紫外线的强度始终保持不变，一个没有采取任何防晒措施的人在阳光下20分钟后暴露皮肤会变红，当涂用SPF15的防晒品时，在300分钟后皮肤才会被晒红，即可延长15倍的时间。一般来说，SPF值越高，防晒时间越长。

根据《卫生部关于防晒化妆品SPF值测定和标识有关问题的通知》，即使所测产品的SPF值大于30，也只能标识为"SPF30+"，而不能标识实测值。不过现在仍有部分产品过高标识SPF值，如"SPF40"。但并不是SPF值越高，产品就越好，系数越高的产品常含有大量的物理性或化学性防晒剂，对皮肤的刺激性也就越大，越容易堵塞毛孔。因此选购时不要一味追求高系数的防晒产品，而要根据户外运动时间和所在地点的阳光强度做相应的选择。

| 案例分析 |

　　赵某，女，40岁。暑假外出旅游后，出现面部、颈部及双上肢等暴露部位皮肤红肿，上肢伴散在小水疱。患者自觉皮肤灼热疼痛。未诉其他不适。舌稍红，苔黄，脉微数。

　　诊断：日光性皮炎。

　　治疗指导：维生素C 0.3g，口服，每日3次；维生素B$_6$ 10～20mg，口服，每日3次。外用生理盐水冷湿敷。

　　美容指导：注意小心清洁皮肤，可使用保湿洁面乳或只用温水，晒伤部位用棉片轻轻擦拭。面部冷喷、敷冷膜，可使用毛巾冷敷或洗冷水浴。护肤品以保湿、镇静、修复、舒缓为主；症状消除后再做美白护理。避免化妆；避免去角质、按摩等较刺激的护理。

　　预防指导：注意休息，避免搔抓患处；避免服用和外涂有光敏作用的食品和药物，可多食用有清热解暑作用的食物，如绿豆、西瓜、苦瓜等。平时注意增强户外锻炼，增强皮肤对日光的耐受，注意防晒。

复习思考题

1. 日光性皮炎的诊断要点是什么？该如何预防？

2. 皮肤被晒伤后有哪些处理措施？

第九章

色素障碍性皮肤病

学习要点

　　黄褐斑的概念、分类、鉴别诊断、治疗指导；白癜风的概念、诊断、分型分类分期、治疗指导、美容养护指导；继发性色素沉着症、雀斑、太田痣、的概念，皮损特点，美容养护指导。

　　色素障碍性皮肤病是指由各种因素影响而引起的皮肤、黏膜色素代谢异常的一类疾病。临床常见而多发，严重影响人们的容貌美和身心健康。黑色素是决定皮肤颜色的主要色素，其生成、转移与降解过程中，任何一个环节发生障碍均可影响其代谢，引起皮肤、黏膜颜色的改变。色素障碍发生的主要机制有：黑色素及胡萝卜素含量增多或减少超出正常范围以外而致色素沉着或脱失，如黄褐斑；黑素细胞不能移行至表皮，如蓝痣；酪氨酸酶障碍导致的黑素颗粒合成减少，如苯丙酮尿症、白化病；内分泌疾病影响黑色素合成，如艾迪生病；表皮黑素细胞缺失，如白癜风；黑素细胞增殖过多，良性如雀斑，恶性如恶性黑色素瘤；炎症后色素沉着，如扁平苔藓、湿疹等；黑素小体的生成、降解缓慢，青色色素异常，如蒙古斑、太田痣等。

　　色素增加性皮肤病是皮肤黑色素过度沉着，使色素增加，导致皮肤颜色改变的一类皮肤病，以皮肤或黏膜局部着色异常或色泽加深为主要表现。黑色素沉着于皮肤时，由于位于皮肤各层的深浅不同，可引起视觉上的差异。黑色素沉着于表皮时，局部皮肤呈黑色、褐色；沉着在真皮上层时，呈灰蓝色；沉着在真皮深层时，呈青色。黄褐斑、雀斑、太田痣均在正常皮肤上发生，继发性色素沉着症常见于炎症区、植入区。

第一节　黄褐斑

　　黄褐斑为面部常见的局限性淡褐色或黄褐色色素沉着斑。成年女性多见，好发于育龄期妇女，男性也可发生。由于该病好发于颜面部位，严重影响容貌美，并常导致患者产生审美心理障碍。随着人们生活水平的提高，黄褐斑已成为美容皮肤科最常见的病种之一。

一、病因病理

　　黄褐斑发生的病因尚不清楚，可能与下列因素有关。

　　（1）生理性因素　一般认为与体内孕激素、雌激素和垂体黑素细胞刺激素水平增加有关。常见于女性尤其是妊娠妇女，一般于妊娠2～5个月发病，分娩后随月经恢复可逐渐消失。

　　（2）药物因素　在应用口服避孕药的妇女中，常于口服1～20个月之后发生，证明是由雌激素和孕激素的联合作用所致：雌激素能刺激黑素细胞分泌黑素体；孕激素促进黑素体的转运和扩散。长期应用药物如苯妥英钠、氯丙嗪（冬眠灵）等可诱发本病。

　　（3）疾病因素　可见于女性生殖系统疾病如月经失调、痛经、子宫附件炎、不孕症；全身慢性疾病如慢性酒精中毒、慢性肝脏疾病、甲亢、结核病、内脏肿瘤等患者常出现黄褐斑症状，认为与卵巢、垂体、甲状腺等的内分泌紊乱有关。

　　（4）化妆品因素　化妆品的质量不良或使用不当会引起黑色素的沉着而致病。化妆品中含有的香料、脱色剂、防腐剂等对皮肤有直接刺激作用或致敏作用，会使局部皮肤产生皮炎、色素沉着。如化妆品中的铜、锌、铅、汞含量超标，经皮肤吸收后可增强酪氨酸酶的活性，从而加速色素合成。

（5）营养因素　食物中缺少维生素A、维生素C、维生素E、烟酸或氨基酸为黄褐斑常见诱因。

（6）黑色素合成增加　紧张焦虑、工作劳累、睡眠不足等应激反应时，人体副交感神经兴奋，刺激垂体分泌大量促黑素细胞刺激素，增强酪氨酸酶的活性，增加黑色素的合成。

（7）皮肤屏障受损　皮肤屏障受损后角质层变薄、水分减少、皮脂腺分泌量少，导致角质形成细胞功能障碍，不能将黑色素及时均匀运送到表皮，皮肤对外界敏感、耐晒性降低，产生色素沉着。

（8）血管因素　血管脆性增加，内皮细胞因子释放，血管通透性增加，红细胞漏出，含褐色铁血黄素沉积，如肝脏疾病、内脏肿瘤、妇科疾病等。国外学者研究发现黄褐斑皮损真皮层血管数量及管径较正常皮肤增加，且血管内皮生长因子（VEGF）表达增加，提示血管因素参与黄褐斑的发病。

（9）炎症反应　紫外线、糖皮质激素等可导致皮肤产生肿瘤坏死因子-α（TNF-α）、碱性成纤维细胞生长因子（bFGF）、内皮素、白三烯等炎症介质，这些炎症介质通过刺激表皮层的黑素细胞改变黑素细胞活性，致黑色素增加。

（10）其他因素　遗传因素、日光照射、皮肤微生态失衡等也与本病有密切联系。资料显示，30%黄褐斑患者有家族史；日光紫外线照射可提高黑素细胞活性，促发黄褐斑。研究还发现黄褐斑皮损区有菌群改变，推测黄褐斑发病与皮肤微生态失衡有关。

二、诊断

1. 发病部位

黄褐斑对称分布于暴露的面部，以颧部、前额、颊部多见，呈蝶翼状，偶见于颏和上唇部，一般不累及眼睑、口腔黏膜及其他部位。

2. 损美体现

（1）皮损特点　皮损为大小不等、形状不规则片状淡褐色或黄褐色斑，边缘清楚或不清楚，表面光滑，局部无炎症及鳞屑（图9-1，彩图9-1）。

（2）伴随症状及病程　无自觉症状。大部分患者病程难于肯定，可持续数月或数年，日晒后加重，部分患者分娩后或停用避孕药后皮损可消退。夏季加深，冬季

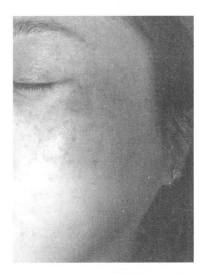

图9-1　黄褐斑

减轻。

3．黄褐斑的分类

（1）按皮损面积分类　分为轻、重两类。轻者占面部皮肤面积的1/3以下，色素沉着较浅淡；重者占面部皮肤面积的1/3以上，色素沉着较深、较浓。

（2）按皮损发生部位分类

①蝶形型：皮损主要分布在两侧面颊部，呈蝶形对称性分布。

②面上部型：皮损主要分布在前额、鼻部和颊部。

③面下部型：皮损主要分布在颊下部、口周和唇部。

④泛发型：皮损泛发在面部大部分区域。

（3）按皮肤颜色深浅分类　是现在最常用的分类方式，即用滤过紫外线灯（即长波紫外线灯，又称"伍氏灯"）照射，观察皮肤颜色深浅。分为四型：

①表皮型：黑色素主要位于表皮层内，呈浅褐色。用伍氏灯照射，表皮黑色加深。伍氏灯照射下的皮肤与正常皮肤颜色反差较为强烈。

②真皮型：黑色素主要在真皮浅层，呈蓝灰色。用伍氏灯照射后，色素并不加深。

③混合型：黑色素既在表皮层内，又在真皮浅层，临床上呈深褐色。用伍氏灯照射两者均有。

④不确定型：少部分褐色或黑色斑患者，在伍氏灯照射下不能较准确地分类。

4．相关辅助检查

①滤过紫外灯（伍氏灯）照射检查，分类同上。对指导治疗有意义，表皮型使用脱色剂效果佳，真皮型使用脱色剂效果差。

②原发病相关检查及内分泌激素检查。

5．美学分析与审美评价

黄褐斑皮损表现为淡褐色、褐色色素沉着，与正常皮肤形成了强烈的对比，改变了皮肤的亮度、色相及彩度，破坏了微红稍黄的整体健康肤色的美感。皮损位于面部且多发于女性，易造成患者不同程度的心理的障碍，如自卑、消极、绝望等，直接影响身心健康。

三、鉴别诊断

1．黄褐斑与雀斑

（1）相同点　雀斑与黄褐斑均为色素增加性皮肤病，好发于颜面部，夏季明显，冬季变淡或消失。

（2）不同点　雀斑有家族遗传因素，黄褐斑的病因尚不清楚；雀斑好发于青少年女性颜面部，黄褐斑好发于中年女性；黄褐斑皮损为片状淡褐色或黄褐色斑，雀斑色素斑点较小、散在分布且互不融合。

2. 黄褐斑与太田痣

（1）相同点　太田痣与黄褐斑均为色素增加性皮肤病，好发于颜面部。

（2）不同点　太田痣为常染色体显性遗传病，黄褐斑的病因尚不清楚；太田痣自幼发病，黄褐斑发病人群为中年女性；太田痣常沿三叉神经的第一、二支分布，单侧发病，而黄褐斑对称分布于暴露的面部，以颧部、前额、颊部多见；太田痣部分患者伴有结膜、巩膜蓝染，黄褐斑部分患者分娩后或停用避孕药后皮损可消退。

四、治疗指导

治疗原则：去除病因，积极治疗原发疾病；避免日晒，抑制黑色素形成。

1. 全身治疗

（1）一般治疗　避免日晒，外出时使用宽光谱防晒霜；选择正确、优质的化妆品；有慢性肝炎、肝硬化等疾病的患者应积极治疗原发病；停用口服避孕药、苯妥英钠等药物；做好情绪调整，保证足够的睡眠；缺乏营养应补充相应的营养物质如维生素、微量元素；饮食规律，少食刺激性食物。

（2）维生素C　口服，每日1g，分2～3次服用，1～3个月为1个疗程；或每次1～2g加入25%～50%葡萄糖溶液中静脉滴注，每日1次，连续4周为1个疗程。维生素C能使深色氧化型色素还原成浅色还原型色素，阻止黑色素代谢过程，抑制黑色素形成。

（3）维生素E　每次100mg，每日3次，与维生素C合用有协同作用。

（4）氨甲环酸　每次0.25～0.5g，每日3次，连用1～2个月。年龄大者慎用。

| 知识链接 |　　　**氨甲环酸治疗黄褐斑**

氨甲环酸单独或联合其他药物通过口服和（或）局部给药治疗黄褐斑效果较好，不良反应小。研究表明氨甲环酸治疗黄褐斑的最低有效剂量为每次0.25g，每日2次或3次，至少使用1个月。治疗的效果与服药时间长短有关，而与每天总量关系不大。通常用药后1～2个月起效，轻、中度患者通常服药6～12个月基本可以痊愈。

目前临床研究表明，氨甲环酸治疗黄褐斑的作用机制尚未彻底阐明，可能是直接与酪氨酸酶竞争，干扰酪氨酸酶对酪氨酸代谢的催化作用；也可能是通过抑制纤溶酶原-纤溶酶系统干扰黑素细胞和角质形成细胞的相互作用，降低酪氨酸酶的活性，从而抑制黑素细胞中黑色素的合成。可见，氨甲环酸不仅能减少黄褐斑的形成，而且能降低黄褐斑的复发率，这是其他方法所不能达到的。

经期应用氨甲环酸，可以影响月经量，导致月经量减少，但一般在停止服药之后可恢复，使用者不必担心会影响生育。

2. 局部治疗

（1）氢醌制剂 2%～3%氢醌霜外用，可抑制酪氨酸转化为黑色素而阻碍黑色素的生物形成和增加其降解；抑制黑素细胞DNA和RNA的合成。

（2）维甲酸制剂 0.05%～0.1%维甲酸霜外用，有减轻色素沉着的作用，可抑制体外培养的黑素瘤细胞的酪氨酸酶诱导作用，阻止黑色素向角质形成细胞的转运，同时减少角质细胞黏合度，增加药物渗透。

（3）酪氨酸酶抑制剂 15%～20%壬二酸霜或 1%～2%曲酸霜外用，早、晚各搽1次，连用2～4周；为酪氨酸酶的竞争抑制剂，可减少黑色素的形成。

（4）超氧化物歧化酶（SOD） 常用0.1%SOD霜，主要通过阻抑和清除活性氧基的作用来减少黑色素的生成，对日晒诱发的黄褐斑疗效较好。

（5）遮光剂 常用的有5%二氧化钛霜、5%奎宁霜，有预防作用，也能减少紫外线对皮肤的刺激，减少色素的形成。

（6）激光治疗 可采用Q开关红宝石激光、Q开关Nd：YAG激光治疗黄褐斑，前者对真皮黑素小体的清除更好，也可用脉冲CO_2激光、Q开关翠绿宝石激光治疗。激光治疗后部分患者可产生一过性炎症后色素沉着。

（7）水光针治疗 是通过高压喷射（透皮速度接近声速）将氨甲环酸、谷胱甘肽等药物注入表皮和真皮中，药物直接作用于肌肤细胞，达到淡化色素、促进胶原合成、美白抗氧化等功效。通过无针注射送到皮下的营养物质的吸收率是普通涂抹的10倍以上。

五、美容养护指导

1. 家居工作日常皮肤养护

皮损发生于面部，建议用清水洗脸，水温宜适中，浴后外搽柔和护肤品，宜使用防晒系数合适的护肤品。避免频繁去角质及其他破坏皮肤屏障的行为。避免皮肤发生物理性、化学性外伤，避免搔抓，以免发生同形反应。不宜使用刺激性强的化妆品以及疗效不确切的外用药。

2. 美容会所皮肤美容调治

① 由专业美容师进行皮肤基础护理：用棉片或棉棒取卸妆液进行卸妆，动作要小而轻，棉片、棉棒一次性使用，选择美白保湿洁面乳洁面，时间为1分钟左右；用棉片蘸取双重保湿水，轻轻擦拭2遍；用棉片盖住眼睛，喷雾仪蒸面8分钟，距离36cm，不开臭氧灯。

② 仪器祛斑：用超声波美容仪，采用低挡位导入美白祛斑精华素，时间不超过10分钟，色斑部位时间2分钟；选用滋润按摩膏和美白精华素，徒手按摩，按抚法可促进皮脂腺分泌，扣抚震颤法可激活维生素C，重点是色斑部位，时间15分钟左右。

③ 先敷祛斑面膜，再敷热膜15分钟左右。用美白水敷面爽肤，选择祛斑霜、美白霜涂

于面部，加强防晒，可搽有防晒作用的美白霜。

④ 激光祛斑。

六、预防指导

① 起居规律，保证足够的睡眠。

② 补充营养物质如维生素C含量丰富的食物：大枣、菠菜、番茄、橘子、香蕉等。

③ 调整情绪，避免忧思恼怒，保持乐观的心态。

④ 避免日晒，外出使用帽子、面纱等遮光，外搽宽光谱防晒霜。

| 知识链接 |　　化学换肤术治疗黄褐斑

化学换肤术又叫"化学剥脱术"，即针对皮肤缺陷，通过化学试剂破坏一定深度的皮肤，借助人体自身的修复和自我塑形能力，让相应层次皮肤组织重新修复，以达到调整肤质、恢复皮肤正常外观的目的。化学换肤术应用于治疗黄褐斑的机理是移除黑色素，而不是抑制黑素细胞或黑素的合成。较浅肤色患者通常能耐受换肤，深肤色患者换肤可出现炎症后色素沉着（post-inflammatory hyperpigmentation，PIH）和黄褐斑加重，因而应慎重选择。换肤的并发症随换肤深度的增加而增加，表皮换肤副反应最轻，但仍有色素沉着的风险。常见副反应有持续的换肤后红斑、感染，但感染很少见。已研究治疗黄褐斑的换肤试剂有水杨酸、三氯醋酸、维A酸、间苯二酚和果酸，以果酸最流行，这可能是因为果酸容易操作、一般较安全、几乎不需要停止工作、很少出现瘢痕，罕见换肤后色素沉着或持续性红斑。

第二节　雀斑

雀斑是发生在面部、颈部等暴露部位的棕色点状色素沉着斑，又称"夏日斑"。属中医学"雀子""雀子斑"的范畴。隋·巢元方《诸病源候论·面体病诸候·面皯候》曰："人面皮上，或有如乌麻，或如雀卵上之色是也"。

一、病因病理

雀斑有遗传倾向，显著的雀斑可能是常染色体显性特征遗传。日光暴晒、紫外线和X射线的照射，可促使细胞内的酪氨酸酶活性增加，产生大量的黑色素，形成雀斑。

二、诊断

1. 发病部位

本病常发生在暴露部位，尤其是面部，特别是鼻、两颊部最为常见，也见于手背、颈、肩部。

2. 损美体现

（1）皮损特点　首先见于5岁左右的儿童，青春期可增多，女性多于男性。皮损为点状色素沉着斑，直径一般在0.5cm以下，棕色、浅褐或褐黑色，以圆形、卵圆形或不规则形多见，散在分布，边界清楚，也可见几个或数百个密集成群（图9-2，彩图9-2）。

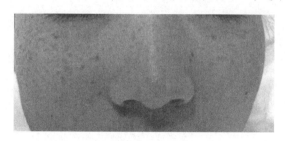

图9-2　雀斑

（2）伴随症状及病程　一般无自觉症状。雀斑与日晒关系显著，其色素斑点的数目、大小、颜色取决于吸收阳光的量及个体对阳光的耐受性，如夏季雀斑的数目多、范围大，为深褐色，冬季则相反。

3. 美学分析与审美评价

面颊部棕褐色色素沉着斑，与正常皮肤形成强烈对比，改变了皮肤的色相及彩度，破坏了健康肤色的美感。它影响视觉审美，患者常表现为不同程度的羞愧、自卑和绝望等美容心理障碍，从而影响身心健康。

三、鉴别诊断

1. 雀斑与色素痣

（1）相同点　色素痣与雀斑均表现为局部色素增加，一般无自觉症状。

（2）不同点　病因、发病情况、皮损特点、预后有差异。其一，雀斑为常染色体遗传病；色素痣是由黑素细胞数目增加引起的。其二，雀斑多在5岁左右出现皮损，青春期可增多，女性多于男性；色素痣多在出生时或出生后若干年出现。其三，雀斑为点状色素沉着斑，不高出皮面；色素痣可高出皮面，表现为色素性丘疹或结节。其四，雀斑愈后良好；色素痣有恶变倾向。

2. 雀斑与雀斑样痣

（1）相同点　多发生于幼年，为少数散在分布的针尖至粟粒大小褐色至黑褐色的斑疹或丘疹。

（2）不同点　雀斑样痣可发生于身体各处，雀斑发生于面部；雀斑样痣日晒后皮疹颜色不加深，雀斑日晒后皮疹颜色加深。

四、治疗指导

1. 全身治疗

（1）维生素C　口服，成人每日1g，分2～4次服用。

（2）维生素E　口服，成人每日300mg，每日3次。

2. 局部治疗

（1）外用遮光剂　5%二氧化钛霜外涂，每日2～3次。夏季外出需用。

（2）脱色疗法　可选用3%氢醌霜、20%壬二酸霜、10%～20%白降汞软膏、20%～30%过氧化氢、20%对苯二酚单甲醚等制剂。

（3）腐蚀疗法　用液态氮喷涂局部。该法治疗时应谨慎，如破坏过度，会形成瘢痕及新的色素沉着。

（4）激光治疗

① 脉冲染料激光（585nm）：治疗的参考能量密度为2.0～3.0J/cm^2，光斑大小5mm，光斑间不重叠。治疗的即刻反应应该是组织立刻产生灰白色改变。重复治疗应间隔6～8周。

② Q开关红宝石激光（694nm）：治疗的参考能量密度为2.0～6.0J/cm^2，1～2次治疗可以很有效地清除，治疗的即刻反应为皮肤立刻的灰白变。

③ Q开关翠绿宝石激光（755nm）：治疗的参考能量密度为4.0～6.0J/cm^2。治疗1～2次可以很有效地清除皮损，治疗的即刻反应为皮肤立刻的灰白变。

④ 可调脉宽倍频Nd：YAG激光（532nm）：治疗的参考能量密度为8～12J/cm^2、脉冲宽度2ms、光斑直径2mm。

五、美容养护指导

1. 家居工作日常皮肤养护

用温水清洁，使用富含维生素C、维生素E及美白活性成分的护肤品。避免刺激和过度去角质。保护皮肤角质层，增强屏障作用。

2. 美容会所皮肤美容调治

由专业美容师进行皮肤祛斑护理项目，也可采用激光、按摩、祛斑面膜等治疗或养护。

六、预防指导

① 避免日晒，特别是夏秋季节尽量减少户外活动或使用遮光剂。

② 谨慎选择化妆品，忌用疗效不确切的外用药。

③ 注意饮食起居，情绪调节。

第三节　太田痣

太田痣，又称眼颧部褐蓝痣、眼真皮黑素细胞增多症、眼皮肤黑变病、眼黏膜与皮肤的黑素细胞增多症，是波及巩膜及受三叉神经支配的面部皮肤的蓝褐色斑状损害。1938年日本太田正雄首先报道此病并命名。

一、病因病理

太田痣可能为常染色体显性遗传病。太田痣皮损多分布在三叉神经第一、二支区域，提示黑素细胞可能来源于局部的神经组织。病理检查发现，在真皮网状层的上部的胶原纤维束之间聚集大量菱形、树枝状和星状黑素细胞，也可扩展到乳头层或皮下组织。

二、诊断

1. 发病部位

本病皮损限于三叉神经第一、二分支分布的区域，发生在颜面一侧的上下眼睑、额部、颞部，偶尔波及巩膜、睑结膜、颊部、鼻翼、额头及耳部。偶有色素斑发生于躯干。

2. 损美体现

（1）皮损特点　单侧分布，偶见双侧分布。皮损常见为褐色、青灰色、黑色、紫色的斑点或斑片（图9-3，彩图9-3）。

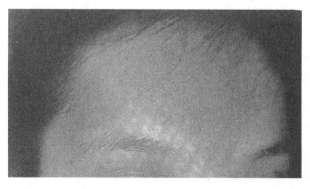

图9-3　太田痣

根据组织学分类分为：浅在型（黑素细胞位于真皮浅层，多呈褐色）、深在型（黑素细胞位于真皮深层，呈青紫色）、弥漫型（黑素细胞位于真皮全层，呈紫青色）。根据发病年龄，分为早发型（出生后）和迟发型（青春期后）。根据颜色分为褐色型、青色型。

（2）伴随症状及病程　太田痣好发于东方人及黑色人种。约50%色素斑在出生时发生，其余多在10岁以后出现，偶有晚发或妊娠时发生者。早发者病情较重，晚发者病情较轻，一旦发生，终身存在，无自觉症状。皮损颜色可因劳累、日晒、月经期、妊娠期而加重。恶变机会较少。

3．美学分析与审美评价

发生在颜面单侧的色斑，波及上下眼睑、颧、颞部，甚至巩膜、结膜，呈斑状、网状或地图状，破坏了面部的均衡对称美；病变颜色的高反差，破坏了整体肤色和谐健康的形式美感。大多数患者产生较为严重的审美心理障碍，早发型太田痣对儿童心理发育有较大的影响。

三、鉴别诊断

与色素痣相鉴别。

（1）相同点　太田痣和色素痣均由黑素细胞数目增加引起，表面光滑，无明显自觉症状。

（2）不同点　色素痣常见，多在出生时或出生后若干年出现，随年龄增长，数目增加，青春期达高峰，皮损可高出皮面，呈色素性丘疹或结节，交界痣和混合痣有恶变倾向；太田痣为常染色体显性遗传病，自幼发病，单侧分布，皮损常见为褐色、青灰色、黑色、紫色的斑点或斑片，部分患者伴有结膜、巩膜蓝染，恶变机会较少。

四、治疗指导

太田痣发生于面部影响美容，治疗以局部治疗为主。常用的方法有：表面干冰压迫法、皮内干冰压迫法、液氮冷冻法、皮肤磨削术、植皮术、皮肤剥脱法等。这些方法均有缺陷，现采取激光治疗，可取得较好的美容效果。用于治疗太田痣的激光主要有Q开关红宝石激光、Q开关翠绿宝石激光、Q开关Nd：YAG激光。

① Q开关红宝石激光（波长694nm，脉冲宽度20～40ns）治疗参考参数：能量密度5～8J/cm^2，光斑直径3～5mm。治疗时皮肤的即刻反应是皮肤灰白变。

② Q开关翠绿宝石激光（波长755nm，脉冲宽度50～100ns）治疗参考参数：能量密度5.0～8.0J/cm^2，光斑直径3～4mm。治疗时皮肤的即刻反应是皮肤灰白变。

③ Q开关Nd：YAG激光（波长1064nm，脉冲宽度5～40ns）治疗参考参数：能量密度5.0～8.0J/cm^2，光斑直径3～4mm。治疗时皮肤的即刻反应是治疗出现轻度的针尖大小的皮肤渗血和水肿。

激光治疗一般需要3～5次或更多，每次治疗间隔10～12周。在治疗中，激光可在极短时间内选择性地作用于皮肤中的色素颗粒，使色素颗粒瞬间汽化碎裂，而不损伤周围的正常组织细胞结构。在其后的验证反应过程中，破裂的色素颗粒被巨噬细胞处理后排出体外，从而达到治愈色素而不留瘢痕的目的。

五、美容养护指导

1. 家居工作日常皮肤养护

用温水清洁，使用富含维生素C 、维生素E及美白活性成分的护肤品。避免刺激和过度去角质。保护皮肤角质层，增强屏障作用。避免使用疗效不确切的化妆品及外用药。

2. 美容会所皮肤美容调治

由专业美容师进行皮肤祛斑护理项目，也可采用激光、按摩、祛斑面膜等治疗或养护。激光治疗后应尽量避光，外用抗生素软膏预防感染；皮肤反应的急性期过后（脱痂），仍应避光并适当使用避光剂。

六、预防指导

① 皮肤应防晒，外出使用遮阳用具（伞、帽子、面纱）或遮光剂。

② 避免局部物理、化学性损伤。

③ 注意饮食起居、情绪调节。

| 知识链接 |　　　太田痣样斑

太田痣样斑是近20年来才被皮肤科医生认识的一种面部色素性疾病，以往常与太田痣、雀斑或黄褐斑等疾病混淆。1984年由Hori首先报道和命名，1987年台湾学者Sun又将其称为颧部褐青色痣。

太田痣样斑为对称分布于颧部、前额、鼻翼、鼻根、颞侧、眼睑的黄褐色、褐青色、蓝灰色斑点和斑片。该病的好发年龄多在35～59岁，发病相关因素为长期无保护日晒。有15.2%的患者具有家族史，提示该疾病可能有遗传倾向。

太田痣样斑对健康没有影响，治疗的目的是解决皮损对面部外观的影响，达到美容要求，解除患者内心的烦恼。以往使用的皮肤磨削术、冷冻法、干冰压迫法等由于会出现不同程度的色素脱失、瘢痕等，现已较少使用。近年来激光技术的发展使太田痣样斑的治疗进入了一个新的时期。激光能选择性损伤真皮中的黑素细胞，最终被巨噬细胞吞噬分解而排出体外，对太田痣，样斑取得了较好的疗效。

第四节 继发性色素沉着症

继发性色素沉着症是指由于使用化妆品不当、文饰术或炎症消退等因素，导致的局部皮肤色素沉着，包括皮肤黑变病、炎症后色素沉着症、植入性色素沉着症。

一、病因病理

（1）化妆品的因素 化妆品中的防腐剂、颜料、香料和乳化剂是引起色素沉着的过敏原，尤其焦油系的颜料与发病有密切关系。有人认为发病60%与光敏有关，皮肤黑变病是由于化妆品接触过敏或化妆品中的香料引起的光敏性接触性皮炎而导致皮肤黑色素代谢紊乱而致色素沉着。颜料、燃料、药物亦是可疑致病物。

（2）营养失衡 食物不均衡及维生素缺乏而使体内产生毒性物质，引起皮肤对光线产生敏感反应，导致色素沉着。

（3）炎症后色素沉着 各种物理化学因素、药物及原发性刺激等引起的急慢性炎症；某些皮肤病如脓疱疮、带状疱疹、固定性药疹、湿疹、丘疹性荨麻疹等，治愈后可产生不同程度色素沉着；在许多炎症性皮肤病组织中组织学检查示黑素细胞活性增加，可能是炎症反应使皮肤中疏氢基还原或部分去除，因疏氢基减少而使酪氨酸酶活性增高引起色素沉着。

（4）各种色素植入 由于化妆、文眉、文眼线、文身等将色素人工植入皮肤、黏膜组织后，引起人工色素斑。含色素的物质主要有：胭脂、氧化铁、硫化汞、甲基蓝龙胆紫、墨汁、炭末、姜黄等。日常诊疗操作中，不慎将有色消毒剂或药物外涂于皮肤破损处或渗漏到皮肤组织中，也可引起色素异常。

（5）爆物沉着 因职业及各种意外事故使泥沙、煤渣、石末等物质的微小颗粒进入皮肤后引起色素皮肤异常性疾病。粉末的性质和颜色以及进入皮肤的深浅不同，引起的临床表现有所不同。

二、诊断

1. 发病部位

皮肤黑变病多见于暴露部位，主要累及面颈部，以前额、颞颧部、耳后部明显；炎症后色素沉着症的发生部位与原有皮肤病皮损部位一致，界限清楚；植入性色素沉着症皮损局限于植入区域（图9-4，彩图9-4）。

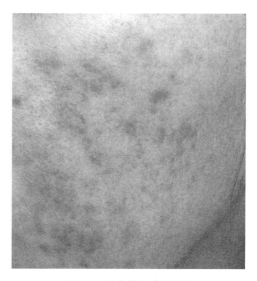

图9-4 继发性色素沉着症

2. 损美体现

（1）皮损特征

① 皮肤黑变病：女性多见，基本损害为网状排列的色素沉着斑，为灰紫色、紫褐色到黑褐色，渐融合成片，与正常皮肤界限不鲜明。典型病例损害大致分为三期：

a. 炎症期：局部轻度潮红肿胀，可有瘙痒灼热感。

b. 色素沉着期：随着炎症消退，出现色素沉着，初起局限在毛孔周围，呈网状，后融合成片状，为淡褐色、灰紫色或黑褐色，上弥漫性覆盖细碎鳞屑，呈特征性的"粉尘"外观。

c. 萎缩期：与色素沉着部位相一致的皮肤轻度凹陷、萎缩。

② 炎症后色素沉着症：色素沉着局限于皮肤炎症区，发生于炎症时或炎症消退后，颜色可为浅褐色、深褐色，散在或片状分布；病程日久，可伴有皮肤粗糙、苔藓样变、毛细血管扩张。

③ 植入性色素沉着症：粉末的性质和颜色以及进入皮肤的深浅不同，引起的色素沉着不同。可伴有过敏反应、继发感染及瘢痕形成。

（2）伴随症状及病程　炎症后色素沉着症一般无自觉症状；皮肤黑变病初期，局部有痒感或灼热感，一般无全身症状，病程缓慢；植入性色素沉着症可伴痒感或无症状。

3. 美学分析与审美评价

本病发生后使皮肤暴露部位局部在较短时间内发生淡褐色、褐色、深黑色色素沉着，伴有鳞屑、苔藓样变、毛细血管扩张等。病变处颜色与正常肤色的高反差，损害人体健康皮肤的自然美及和谐美；患者审美承受能力降低，内心产生迫切的美容要求，造成严重美容心理障碍及社交障碍，影响身心健康。

三、鉴别诊断

与黄褐斑相鉴别。

（1）相同点　黄褐斑与继发性色素沉着症均表现为局部色素增加，病因复杂，女性多见，暴露部位发病。

（2）不同点　发病原因、部位、皮损特征有差异。其一，黄褐斑在妊娠期多见，妊娠结束后可消退；继发性色素沉着症多由炎症、色素植入等因素诱发。其二，黄褐斑为淡褐色或黄褐色斑，局部无炎症及鳞屑；继发性色素沉着症可局限于皮肤炎症区，可以呈现浅褐色、深褐色或黑褐色。其三，黄褐斑无自觉症状；继发性色素沉着症可有局部痒感、灼热感等自觉症状。

四、治疗指导

1. 全身治疗

（1）维生素　维生素C，口服，成人每次100～200mg，每天3次；维生素C，每日2g，静脉注射；维生素E，口服，成人每次100mg，每日3次。连续服用维生素C、维生素E 3～6个月能促进色素减退。

（2）抗放射治疗　皮肤黑变病可用25%葡萄糖20～40mL加入β-巯基乙胺（酶络合剂）0.2～0.4g，缓慢静脉注射，3周为一个疗程，隔周行下一个疗程，连用3个疗程。

（3）氨甲环酸（止血环酸）　每次0.25g，口服，每日2～3次，连用2～3个月。

2. 局部治疗

（1）脱色剂　3%氢醌霜、15%壬二酸霜以及SOD霜外涂，每日2～3次，可促进色素减退或祛除色素沉着。

（2）手术切除　可按植入深浅、面积酌情采取手术方法切除。

（3）皮肤磨削术　小面积色素沉着可考虑采取皮肤磨削术治疗。

（4）激光褪色法　广泛而弥漫的色素沉着以美容激光治疗为首选。

五、美容养护指导

1. 家居工作日常皮肤养护

继发性色素沉着症均属于色素增加造成的皮肤损害，因此在日常养护时，应避免日晒，外出使用防晒值SPF＞15的护肤品，如SOD霜或5%二氧化钛霜、5%对氨基苯甲酸霜等遮光剂。选用的面膜（药膜），应具有促进血液循环、促进营养物质及药物的吸收，使毛孔收缩，令皮肤光滑、细腻而富有弹性的作用；常用的有：维生素C面膜、珍珠面膜、矿物泥、火山泥、海泥面膜，以及含白芷、白僵蚕、白茯苓、当归等药物活性成分的中药面膜，使黄褐斑尽快淡化，皮肤恢复白净柔嫩。在护肤品方面，选用曲酸祛斑霜、维A酸霜（0.01%、0.5%、0.1%），有护肤美白功效。

2. 美容会所皮肤美容调治

美容治疗可采用激光美容治疗、美容化学剥脱术、美容超声波技术等。

六、预防指导

① 避免化妆品、各种皮肤炎症、药物等诱因。

② 避免日晒。日照较强季节应尽量避免接触和应用光敏物质，停止使用可疑化妆品及其他含有光敏物质的护肤品，外出时使用遮阳伞。

③ 注意营养，增加维生素的摄入，尤其是维生素C的摄入，有预防作用。

④ 尽量避免三文术。选择天然护肤品有助于预防色素沉着。

⑤ 保证睡眠，调节情绪，保持心情舒畅。

第五节　白癜风

色素减退性皮肤病是指由于黑素细胞的缺乏或黑色素代谢的缺陷，使黑素细胞形成黑色素的能力下降，导致皮肤色素减退而引起的一类损美疾病。主要表现为皮肤呈白色或肤色较淡。常发生在颜面暴露部位，严重影响容貌美，给患者造成沉重的心理负担。

白癜风是一种常见的后天性色素脱失性疾病，以表皮、黏膜和其他组织内色素细胞丧失为特点，主要是由于皮肤和毛囊的黑素细胞减少或丧失引起的一种局限性或泛发型色素脱失。本病一般无自觉症状，但有遗传倾向。发生在暴露部位的白癜风会影响容貌美感，给患者造成心理上的负担和精神上的痛苦。我国人群中患病率约为0.56%。本病可累及所有种族，男女发病率大致相等，从初生婴儿到老年人均可发病，但以青少年为最多。10～30岁患者占总数的62.65%。在我国，部分资料表明，女性发病年龄较男性提早5年左右。

一、病因病理

本病确切的发病原因尚不清楚，可能是诸多因素作用的结果，精神、局部损伤、日晒、系统疾病、手术等为常见诱因。其病理改变是确定的，即诸多因素使黑素细胞产生黑色素的能力减退或消失，致使皮肤色素减退。目前公认的病因学说如下：

（1）自身免疫学说　研究发现，本病有以下特点：患者多伴有其他自身免疫性疾病，血清中可测到多种自身抗体，进行细胞免疫及体液免疫时发现免疫异常；另外，病程迁延，对治疗抵抗，有时能自行消退，符合一般自身免疫病规律，且皮质类固醇激素治疗有效。综上所述，提出白癜风发病与免疫因素有关。

（2）黑素细胞自身破坏学说　认为本病发生时由于表皮黑素细胞功能亢进，促使其耗损而早期衰退，也可能是由于细胞本身合成黑色素的中间产物（如多巴、5，6-二羟吲哚等）过度产生或积聚造成黑素细胞损失或破坏。

（3）遗传学说　国内外报道有3%～4%的白癜风患者有阳性家族史，可能属常染色体显性遗传。白癜风可能是一种多基因遗传病。

（4）精神神经化学学说　约有2/3的病例在起病或皮损发展阶段有神经创伤或精神过度紧张等情况。精神因素可影响下丘脑-垂体-肾上腺轴的色素代谢功能。黑素细胞起源于神经嵴，有些白癜风皮损沿神经节段分布，常伴发自主神经功能紊乱，白斑部皮肤出汗异常。有的患者神经末梢可释放出某些神经因子，对黑素细胞有损害作用。

（5）其他　有些学者发现白癜风患者内分泌紊乱，感染，酪氨酸、锌离子相对缺乏等因素可能与发病有关。

二、诊断

1. 发病部位

皮损可发生在任何部位，以暴露部位及易受摩擦损伤的部位好发，如面部、手背、颈部、系腰带部。皮损可局限于某一部位，也可沿皮神经节段分布。黏膜部位可受侵犯，如唇黏膜、龟头及包皮内侧黏膜。

2. 损美体现

（1）皮损特点　本病男女均可发生，各年龄组均可发病，以10～30岁居多。皮损为边界清楚的色素脱失斑，大小不一，形状不定，边界周围可见着色较深的色素带，白斑中心有岛屿状色素点。在进展期，受机械性刺激如压力、摩擦、烧伤、外伤等，白斑向正常皮肤移行，诱发白癜风病灶，即出现"同形反应"（图9-5，彩图9-5）。

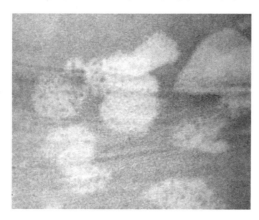

图9-5　白癜风

白癜风可分为两型、两类、三期。

① 两型即寻常型和节段型。寻常型分为局限性、散在性、泛发性、肢端性；节段型白斑沿某一皮神经节段支配的皮肤区域走向分布，一般为单侧。

② 两类即完全性白斑和不完全性白斑。完全性白斑为纯白色或瓷白色，白斑中没有色素再生现象，白斑组织内黑素细胞消失；不完全性白斑中心可见色素点，白斑组织内黑素细胞减少，多巴反应阳性。

③ 三期即进展期、稳定期、好转期。进展期白斑增多，原有白斑逐渐向正常皮肤移行扩大，边界欠清；稳定期白斑停止发展，边界清楚，白斑边缘色素加深；好转期白斑不再发展，白斑的边缘由模糊不清转为清晰，色泽转红或渐变淡、变模糊，逐渐内缩或在白斑中出现毛孔周围散在或岛屿状的色素。

（2）伴随症状及病程　本病一般夏季发生快，冬季减慢或停止蔓延。病期较短的儿童患者较易恢复，肢端性寻常型及节段型较难治愈。多数患者病程缓慢，可逐渐向四周扩大，达一定程度后常可停止发展，很少变化，但完全自愈者较少，有的甚至持续终生。大多数患者无任何自觉症状，个别可有日晒、手术等诱发史。

> **｜知识链接｜　同形反应**
>
> 　　同形反应是正常皮肤在受到非特异性损伤后，诱发出现与已存在的某种皮肤病皮损相同表现的一种现象。白癜风的同形反应是白癜风患者外观正常皮肤在受到切割伤、晒伤、划伤、擦伤、烫伤及治疗白癜风的外用刺激性药物等刺激后出现的脱色斑，是判断白癜风病情处于进展期的重要依据。国内有关研究显示，白癜风患者发生同形反应的阳性率为12%～68%，其中泛发型白癜风同形反应发生率约为80%。病程中约28%的成人和35%～45%的儿童白癜风患者可发生同形反应。
>
> 　　同形反应还可见于银屑病、扁平疣、扁平苔藓、湿疹的急性期等。

3．美学分析与审美评价

　　发生在颜面及暴露部位的白癜风病损较正常肤色浅，呈苍白色，与正常红润光泽的皮肤形成了强烈的视觉反差，破坏了人体健康皮肤的色泽，影响容貌美，给患者心理及社交造成一定影响。

三、鉴别诊断

1．白癜风与花斑癣

（1）相同点　白癜风与花斑癣都可表现局部色素减退。

（2）不同点　其一，花斑癣好发于胸、背、肩等部位；白癜风好发于暴露部位及易受摩擦损伤的部位。其二，花斑癣为灰白色、灰褐色色素减退斑；白癜风为边界清楚的色素脱失斑，边界周围可见着色较深的色素带。其三，花斑癣皮损表面覆盖细小鳞屑，易刮剥；白癜风皮损表面无鳞屑。其四，花斑癣冬轻夏重，青壮年好发；白癜风无季节因素，各年龄组均可发病。其五，花斑癣真菌检查为阳性；白癜风真菌检查为阴性。

2．白癜风与单纯糠疹

（1）相同点　白癜风与单纯糠疹都可表现局部色素减退。

（2）不同点　其一，单纯糠疹多发生在面部，为大小不等、圆形或椭圆形、边缘不太鲜明的浅色斑；白癜风好发于暴露部位及易受摩擦损伤的部位，为大小不一、形状不定、边界清楚的色素脱失斑，边界周围可见着色较深的色素带。其二，单纯糠疹皮损上覆有灰白色糠状鳞屑；白癜风皮损表面无鳞屑。其三，单纯糠疹多见于儿童；白癜风各个年龄组均可发病。

四、治疗指导

本病影响容貌美和社交，给患者造成精神压力，这对疾病的康复很不利，应注意心理治疗。尽管治疗方式多样，但缺乏特效药物；治疗要有耐心，切忌急躁情绪，需长期治疗。一般皮损面积小，发生在暴露部位，以外涂药物为主或做表皮移植术；对泛发性白斑，或白斑在短期内迅速蔓延者，应加用内服药物治疗，以控制病情。

1. 全身治疗

（1）皮质类固醇激素治疗　适用于进展期、泛发性患者或由炎症、免疫反应引起的白癜风。尤其对应激状态下皮损迅速发展的患者疗效较好。泼尼松，口服，每次5mg（1片），每日3次，连续服用6～8周，见效后每2～4周递减1片，至隔日服1片时，维持3～6个月。服药2个月无效，终止治疗。

（2）光化学疗法　即服用光敏剂加长波紫外线照射来治疗疾病的方法。补骨脂素是常用光敏剂，成人每日内服1次，每次20～40mg，服药2小时后照射长波紫外线，一般每次20～30分钟，每周2～3次，以后逐渐增加时间。治疗期间应注意眼睛防护，定期检查肝功能。

上述药物内服、外用或内外结合再加光照的治疗，色素开始再生的时间一般在治疗3周以后，多从毛囊周围或白斑周围的色素点形式开始。治疗2～3个月后未见色素再生者，终止治疗，改用他法。

2. 局部治疗

（1）外用皮质类固醇激素制剂　外用后可以增强对黑素细胞的保护，或是抑制局部的免疫反应，阻抑病情的发展，激活黑素细胞，使色素再生。常用制剂有0.2%倍他米松火棉胶、0.2%倍他米松霜、0.025%地塞米松丙二醇液、0.025%地塞米松霜等，每日外涂白斑2～3次。局部涂用皮质类固醇激素软膏，适用于小面积白斑，尤以进展期白斑疗效更好。

（2）补骨脂素　补骨脂素属于呋喃香豆素类药物，目前可供使用的有8-甲氧基补骨脂素（8-MOP）和4，5′，8-三甲基补骨脂素。8-MOP并不能直接产生黑色素，但能加强紫外线的作用。将0.1% 8-MOP溶液涂于白斑处，1小时后照射阳光或长波紫外线，每日或隔日照射1次。照射时间因人而异，一般每次30分钟，根据其耐受性逐渐增加照射时间，可持续数月。由于本类外用药物刺激性较大，因此进行期白斑忌用，以免诱发同形反应而使皮损扩大甚至泛发全身，故一般适用于稳定期的白癜风患者。

（3）皮肤磨削术　局限性白癜风可用皮肤磨削术，术后外涂皮质类固醇激素。

（4）人工色素掩饰法　白斑处用新鲜核桃皮取汁外涂，适用于暴露部位久治不愈的小面积白斑。

（5）自体表皮移植法　自体表皮移植术是将患者的正常表皮移植到白癜风皮损上。对顽固难治而处于稳定期的小片白斑可用该法治疗。可采用负压吸引、液氮冷冻法使白斑处和供皮区正常皮肤处形成水疱，将白斑区疱顶剪除，暴露创面，继而剪下与供皮区疱顶同样大小的皮肤移植到受区，包扎结束，保持1~2周。人工培养的黑素细胞移植法是借用细胞培养技术来增强黑素细胞数量，然后将其移植到白斑处的一种手术，有效率可达70%~80%。

（6）自血疗法　皮损范围较小者，可用针筒从静脉抽血后，立即注射到白斑处，使皮损处出现青紫为止，每周2次，10次为1个疗程。

五、美容养护指导

1. 家居工作日常皮肤养护

适当增加日晒时间，但切忌过度，以防皮肤晒伤。避免皮肤发生各种机械性损伤，避免搔抓，以免发生同形反应。若皮损发生于面部，建议用清水洗脸，水温宜适中，浴后外搽柔和护肤品，不宜使用刺激性强的化妆品以及疗效不确切的外用药。若皮损局限，可用一块生姜切片外擦患处，以皮肤发红、微痛为度，每日1次。

2. 美容会所皮肤美容调治

在皮损局限、较少的情况下，可到医疗美容机构进行适当的美容护理。若皮损泛发、在进展期，则需到医院皮肤科治疗。

六、预防指导

① 规律生活，避免长期处于紧张和焦虑的精神状态。

② 适当增加日晒时间，切忌过度，以防皮肤晒伤。

③ 避免皮肤损伤，防止感染，以免诱发本病。

④ 锻炼身体，提高机体免疫力。

| 案例分析 |

刘某，女，37岁。

主诉：两颊部黄褐色斑块2年余。

现病史：患者2年前无明显诱因在两侧脸颊部出现淡褐色及黄褐色斑块，曾自购维生素E乳外涂局部，疗效欠佳。

检查：两面颊部见约4cm×5cm、3cm×2cm大小的淡褐色斑，不高出皮面，边界尚清；素性抑郁，月经周期45天左右，经量少、色暗、有块；经期乳胁胀痛。

诊断：黄褐斑。

治疗指导：

① 维生素C，口服，每次 300mg，每日3次，连续服用30天；

② 维生素E，口服，每次100mg，每日3次；

③ 局部外涂3%氢醌霜，每日2次。

美容指导：

① 用增白洗面奶清洁面部，每次15mg，每日2次；

② 选用曲酸祛斑霜做日常面部皮肤护理；

③ 在蒸汽美容仪内加入脱色精华素（内含维生素C、维生素E），护理面部皮肤，每次约15分钟，每周2次。

预防指导：

① 食用富含维生素C的果蔬，如樱桃、大枣、番茄等。

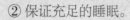

② 保证充足的睡眠。

③ 调节情志，保持乐观。

④ 注意防晒。

⑤ 避免食用光敏性食物，如香菜、芹菜等。

复习思考题

1. 色素障碍性皮肤病分为几类？

2. 黄褐斑常见致病因素有哪些？

3. 黄褐斑的全身治疗及局部治疗方法有哪些？

4. 雀斑有哪些损美表现？

5. 白癜风如何进行分型、分类、分期？

第十章

皮肤附属器疾病

学习要点

痤疮和脂溢性皮炎的诊断、鉴别诊断、治疗指导；多毛症的治疗指导及皮肤附属器疾病的美容养护指导。

皮肤附属器是人体皮肤的重要组成部分，包括皮脂腺、顶泌汗腺、小汗腺、毛发、毛囊、指（趾）甲等，正常生理状态下主要实现皮肤的分泌、吸收和排泄等功能。出现病理改变时，易发生皮脂腺疾病、汗腺疾病、毛发疾病及甲病，影响皮肤相应的生理功能及求美者的美感和生活质量。

第一节　痤疮

痤疮是青春期常见的一种毛囊皮脂腺慢性炎症性皮肤病。好发于颜面、胸背等皮脂腺分泌较多部位，青少年多见，俗称"青春痘"。临床上以粉刺、丘疹、脓疱或结节、囊肿、瘢痕为特征，易反复发作。

一、病因病理

痤疮是一种由多因素引起的皮肤附属器疾病。其发生主要与内分泌失调、雄激素水平过高、皮脂分泌增多、毛囊口角化过度及细菌感染有关；遗传因素，药物、化妆品使用不当，饮食不慎等，可影响、诱发或加重痤疮的发生。由于内分泌失调，雄激素水平过高，导致皮脂腺分泌功能亢进，过多的皮脂分泌引起毛囊皮脂腺导管角化增生，皮脂排泄不畅，毛孔皮脂腺导管开口阻塞，皮脂淤积，出现粉刺和丘疹。皮脂腺导管口角化、皮脂排泄不畅导致痤疮丙酸杆菌、白色葡萄球菌和糠秕孢子菌的感染，出现红色炎症性丘疹、脓疱以及结节、囊肿。若反复发作，会继发增生性或萎缩性瘢痕以及色素沉着。此外，在遗传因素的影响下，食入过多辛辣、糖类、脂肪类食物，不恰当使用化妆品及溴、碘和激素类药物等均可诱发或加重痤疮的发生。

二、诊断

1．发病部位

皮损主要发生在面部，尤以面部中央的额部、鼻部、双颊部及颏部较多，也见于背部、胸部或肩部，也有极少数侵犯四肢和臀部的泛发性痤疮。

2．损美体现

（1）皮损特点　皮损呈多形性，有炎性和非炎性两种。前者包括丘疹、脓疱、结节、囊肿等，后者包括皮脂溢出、开放性粉刺、闭合性粉刺，严重者皮肤可留下炎症后色素沉着与瘢痕等。

典型皮损为毛囊性丘疹，周围色红，可挤出米粒样皮脂，以炎性丘疹为主，中央有黑头粉刺。亦有初起为皮色小丘疹，以后色红，顶部出现小脓疱，破溃后痊愈，遗留暂时色素沉着或有轻度凹陷的瘢痕。继发感染者，丘疹顶端有脓疱，破溃流脓，也可形成大小不等的皮脂囊肿，常感染流脓，形成瘢痕，或呈圆锥形红色炎症结节，可自行吸收或化脓，部分损害破坏腺体形成凹陷性瘢痕。聚合型痤疮病情重，有结节、囊肿、脓肿、瘢痕等多种损害，甚至破溃后形成多个窦道和瘢痕，穿透性脓肿和不规则的瘢痕同时存在是其特征。根据痤疮皮损特点一般分为以下临床类型：

① 寻常型痤疮：皮损以粉刺、炎性丘疹、脓疱为主，其中以炎性丘疹最为多见。皮损对称分布，数目可多可少，治愈后可遗留色素沉着斑或瘢痕（图10-1）。

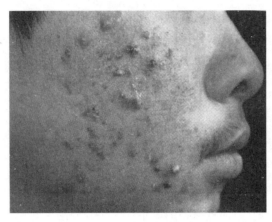

图10-1　寻常型痤疮

② 结节型痤疮：皮损以花生至指头大小的红色或暗红色结节为主，伴有疼痛或小脓疱。

③ 囊肿型痤疮：皮损以大小不一的皮脂腺囊肿为主，伴有结节，颜色呈暗红色，常继发感染化脓，破溃流脓后形成窦道及瘢痕。

④ 聚合型痤疮：属于痤疮的重型，皮损表现为多形聚集损害，可于颜面部见到密集分布的粉刺、丘疹、脓疱、结节、囊肿及其形成的窦道、瘢痕等多形性皮损，且整个面部皮肤凹凸不平、红肿明显。

（2）伴随症状及病程　常伴有皮脂溢出，或红斑、油腻、瘙痒等脂溢性皮炎的表现。反复发作者可伴有瘢痕和色素沉着。女性常伴有月经不调或经期前后皮疹增多加重的现象，部分女性还可伴有四肢或乳晕多毛症，严重者要注意观察，防止卵巢和性腺器质性病变。病程缠绵，往往此起彼伏，新皮疹不断继发，有的可迁延数年或十余年，一般到30岁以后可逐渐痊愈。

3. 相关辅助检查

（1）细菌学检查　可分离出痤疮棒状杆菌和表皮葡萄球菌。

（2）螨虫检查　取患者皮损部位皮脂或分泌物直接镜检，即可查出螨虫。

（3）糠秕孢子菌检查　取患者皮损部位皮脂或分泌物，通过直接涂片镜检或培养，可查出糠秕孢子菌。

4．美学分析与审美评价

痤疮属于多形损害性皮肤病，由于其皮损高出皮面、凹凸不平，形成了病理性的雕刻度，发出了病理信息。炎症后的紫色或暗红色斑及瘢痕等，与正常肤色形成了强烈的对比，破坏了整体皮肤和谐的美感，严重影响皮肤的视觉审美和触觉审美，患者常表现为不同程度的羞愧、自卑和绝望，甚至产生心理障碍等。

三、鉴别诊断

1．痤疮与痤疮样药疹

（1）相同点　痤疮样药疹与痤疮都具有红斑、丘疹、结节等炎性损害，后期也均会出现瘢痕和色素沉着等非炎性表现。

（2）不同点　一是病史不同，痤疮样药疹有明确的服药史，符合药疹的发病机理和规律特点，痤疮没有。二是发病部位不同，痤疮发病部位是以头面部为主，痤疮样药疹发病从局部转变为全身性。三是皮损差异，痤疮有粉刺、毛囊性丘疹等病程演变过程，痤疮样药疹没有粉刺病程损害。四是发病年龄差异，痤疮多见于青春期，痤疮样药疹可发生于任何年龄，无发病年龄限制。

2．痤疮与酒渣鼻

（1）相同点　酒渣鼻与痤疮均属于皮肤附属器功能障碍引发的疾病，具有皮肤油腻、瘙痒、红斑、结节等皮肤损害。

（2）不同点　一是部位不同，酒渣鼻皮损多局限于鼻部，而痤疮皮损可累及颈部、前胸、后背部位；二是皮损不同，酒渣鼻早期皮损形态除弥漫性红斑、丘疹外，还伴有毛细血管扩张，中后期会伴有结节增生，鼻赘形成，而痤疮皮损为粉刺、炎性丘疹，中后期可出现结节、囊肿，形成瘢痕，或呈多形性皮损；三是发病人群有差异，酒渣鼻多见于中年后或嗜酒人群，痤疮多见于青春期人群。

四、治疗指导

治疗痤疮的总原则是：抑制皮脂腺过度分泌；改善异常的毛囊口、皮脂腺导管口角化现象；消除毛囊内的细菌和炎症；修复炎症后色素沉着与瘢痕。

1．西医治疗

（1）全身治疗

① 抗菌消炎：罗红霉素0.15g，每日2次，口服；或盐酸米诺环素0.5g，每日2次，口服；或甲硝唑0.2g，每日3次，口服。

② 雄激素拮抗剂：己烯雌酚，口服，每日1mg，在月经周期的第5天开始服用，10～14天为1个疗程，可间歇性服用2～3个疗程；或复方炔诺酮，口服，每次0.625g，女性月经来潮

第5天开始，连服22天，男性每日1次；或西咪替丁，口服，每次200mg，每日3次；或丹参酮胶囊，口服，每次4粒，每日3～4次。

③ 纠正毛囊口异常角化：13 - 顺维A酸，口服，0.5～1mg/（kg·d），16～20周为1个疗程；维胺酯，口服，每次25～50mg，每日2～3次。适用于泛发型痤疮和常规治疗无效的中、重度痤疮以及聚合型痤疮。

④ 皮质类固醇激素：通常短期应用泼尼松，每日20～30mg，1～2周为1个疗程；或泼尼松龙悬浮液加利多卡因注入皮损内，每周1次，2～4次为一疗程。

⑤ 维生素：有辅助治疗作用。常用的有维生素A、维生素B_2、维生素B_6、维生素C和维生素E。

⑥ 严重的囊肿型和结节型痤疮患者可加用氨苯砜，口服，每次50mg，每日2次，4～8周为一疗程；或硫酸锌片，口服，每次0.2g，每日1次，对部分痤疮也有一定疗效。

（2）局部治疗

① 消炎杀菌：1%红霉素乙醇溶液，1%克林霉素磷酸酯乙醇水溶液，5%过氧化苯甲酰等。

② 溶解、剥脱角质：0.05%维A酸霜或凝胶，或0.1%阿达帕林凝胶，0.05%～0.1%他扎罗汀，低浓度开始使用，隔日一次或每日一次。

③ 去脂：10%～15%雷锁辛洗剂、2.5%硫化硒洗剂。

2. 中医中药治疗

（1）药物贴敷及外搽　颠倒散，用凉开水或茶水调和贴敷，每日1～2次。

（2）中药倒膜　加味颠倒散，用盐水洁面后，以硬模粉或优质医用石膏调成糊，敷于面上，15～20分钟后揭去。每隔7～10日倒膜1次，3次为一疗程，痤疮炎症明显者不宜用。

（3）其他疗法

① 针灸

a. 毫针刺：取穴百会、曲池、四白、颧髎、病变局部四周穴等，施平补平泻法，留针30分钟，视病情每日或隔日1次。

b. 耳针：取穴耳尖、内分泌等，毫针刺、耳针埋针或耳穴压豆。

② 刺络拔罐：取大椎穴。常规消毒后，以三棱针或梅花针点刺出血，配合拔罐疗法，留罐10～15分钟，出血1～3mL。3天1次，10次为1个疗程。

③ 药膳食疗：取薏苡仁30g，海藻、昆布、甜杏仁各9g，一起煮粥食用；或取粳米60g，山楂、桃仁各9g，一起煮粥食用。每日1次，3周为1个疗程。

五、美容养护指导

1. 家居工作日常皮肤养护

日常养护时，以清除面部多余油脂及保持洁净为主。洗脸时建议使用中性偏酸性的香皂

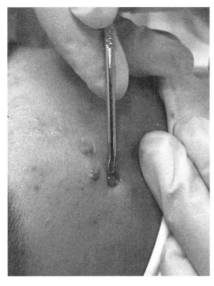

图10-2　针清疗法

或清爽型洗面奶，以清洗皮脂分泌较多的"T"字形部位为主，水温以36～38℃为宜。洁面后用爽肤水或平衡调理水抑制皮脂分泌，收敛扩张毛孔。日常护肤品可选用具有清爽、消炎作用的面膜或适合油性皮肤的水质、油脂含量少及酸性护肤品进行养护，切忌使用油性或粉质的护肤品，以免堵塞毛孔。

2. 美容会所皮肤美容调治

常用的美容治疗措施有：奥桑机冷喷、磨砂、真空吸附仪吸出黑白头、局部按摩、疏通毛孔、药物倒膜、针清疗法（图10-2）、皮内注射、激光仪治疗、磨削术等。若皮损严重，则需到医院皮肤科进行综合治疗。

六、预防指导

① 常用温水洗涤患处，避免用力挤压和搔抓。避免使用含油脂和粉质过多的化妆品及糖皮质激素制剂。

② 日常生活规律，保证充足的睡眠，保持精神和情绪稳定。

③ 工作注意劳逸结合，避免学习、工作压力过大，过于紧张。

④ 少食甜食和油脂类食物，忌食辛辣煎炸食品，多食蔬菜、水果。

⑤ 养成良好的排便习惯，保持大便通畅。

⑥ 及时排解压力，保持心情舒畅。

| 知识链接 | 　　　　**果酸换肤治疗痤疮**

近几年，国内外文献报道，果酸换肤可通过降低角质形成细胞的粘连性和避免角质层过度堆积，清除堆积在皮脂腺开口处的角质形成细胞，使皮脂腺排泄通畅，从而有效治疗痤疮；另外，果酸可以使真皮厚度、弹性增加，直接加速成纤维细胞合成胶原，促进胶原蛋白增生，对痤疮瘢痕有效。

果酸是一种天然有机酸，是从植物中提炼的一组化学结构相似的化合物，在皮肤科应用广泛。根据果酸分子结构式不同，可分为三大类：即AHA（α-羟基酸）、BHA（β-羟基酸）和PHA（多聚羟基酸）。

甘醇酸在果酸中分子量最小，易透过皮肤表层，吸收效果明显，可通过抑制和杀灭痤疮丙酸杆菌产生抗炎作用。

第二节　脂溢性皮炎

脂溢性皮炎是发生于头皮、面部及躯干等皮脂溢出部位的慢性炎症性皮肤病。

一、病因病理

本病的具体病因不确定，可能与免疫、遗传、激素、神经和环境因素等有关。近来有人认为该病是在皮脂增多基础上发生的继发性炎症。推测由于皮脂分泌增多及化学成分的改变，使原存于皮肤表面的正常菌群如马拉色菌大量生长繁殖，成为机会致病菌，原发或继发侵犯皮肤而致。此外，精神因素、饮食习惯、B族维生素缺乏、嗜酒等，均可能对本病的发生发展有一定的影响。

二、诊断

1．发病部位

脂溢性皮炎多发于皮脂腺分布较多的部位，如头皮、面部、胸背部及腋窝、会阴等皱襞部。

2．损美体现

（1）皮损特点　初发皮损为毛囊性红色丘疹，相互融合成大小不等的黄红色斑片，上覆油腻性鳞屑或痂皮，边界清楚，伴有不同程度的瘙痒。除上述共同表现外，由于损害部位和损害程度不同，临床亦有差别：

① 面部：以鼻翼、鼻唇沟和眉弓部较为明显，基底潮红，上覆油腻性黄红色鳞屑或薄痂。耳后部可有糜烂、黄厚痂和皲裂（图10-3）。

② 头皮：轻者表现为较多的糠状鳞屑，基底无明显炎症；较重者基底潮红，上覆油腻性鳞屑或伴有渗出和结痂；严重者全头部被覆油腻性厚痂，有臭味，头发干燥、细软、稀疏或脱落。

③ 躯干：损害为圆形、椭圆形或不规则形的淡红色、黄红色斑片，边界清楚，可散在或相互融合；严重者皮疹扩散至全身，呈弥漫性潮红脱屑，称为脂溢性红皮病。

（2）伴随症状及病程　可伴有不同程度的瘙痒、皮脂分泌增多，病程长。

3．美学分析与审美评价

皮损以油腻性鳞屑和痂皮为主，给人一种污秽、沉重的感觉，也破坏了皮肤和毛发的色相、

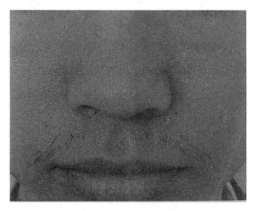

图10-3　面部脂溢性皮炎

彩度及明亮度，在视觉审美过程中，严重影响了和谐的形式美感。美容患者常表现出不同程度的羞愧和自卑心理，直接影响身心健康。

三、鉴别诊断

1. 脂溢性皮炎与头部银屑病

（1）相同点　头部银屑病和脂溢性皮炎都表现为头部覆有较多白色鳞屑、基底部潮红，伴有瘙痒的症状。

（2）不同点　头部银屑病是免疫介导的炎症性皮肤病，其发病与炎症细胞浸润和炎症因子有关，而脂溢性皮炎因皮脂过多分泌，与大量马拉色菌感染有关；头部银屑病基本损害为红色斑丘疹和斑块，表面覆有较厚的白色鳞屑，刮后易出血，头发皮损呈束状，无异味及脱落现象，而脂溢性皮炎基底潮红，上覆油腻性鳞屑或伴渗出、结痂，重者全头部覆油腻性厚痂，有臭味，头发稀疏或脱落。

2. 脂溢性皮炎与湿疹

（1）相同点　湿疹和脂溢性皮炎均可表现为皮肤潮红斑片，有糜烂、渗出倾向，伴瘙痒，均有易复发性。

（2）不同点　湿疹病因复杂，皮损除红斑外还可见丘疹及水疱，无异味，慢性湿疹皮损可呈苔藓样变；脂溢性皮炎因皮脂分泌过多且与真菌马拉色菌感染有关，皮损除红斑外，上覆油腻性鳞屑，可有结痂，有臭味，头发稀疏或脱落。

3. 脂溢性皮炎与玫瑰糠疹

（1）相同点　玫瑰糠疹和脂溢性皮炎均可表现为红色斑丘疹，上覆鳞屑的症状。

（2）不同点　玫瑰糠疹皮损多在躯干部，不累及头部，皮损为椭圆形鲜红色或淡红色斑片，有母斑，表面鳞屑呈细碎糠皮样，无油腻性，无臭味；脂溢性皮炎以头皮好发，可在红斑上覆油腻性鳞屑或伴渗出、结痂，有臭味。

四、治疗指导

1. 全身治疗

（1）维生素　维生素B_1 5～10mg，每日2次，口服；维生素B_6 10～20mg，每日3次，口服。

（2）抗生素　用于重症脂溢性皮炎或有明显渗出时。罗红霉素0.15g，每日2次，口服；或盐酸米诺环素，每次0.5g，每日2次，口服，6周为1个疗程。

（3）皮质类固醇激素　炎症明显或皮疹广泛且其他治疗不能控制病情时可短期应用。泼尼松，每次10mg，每日2～3次，口服；同时加服雷公藤多苷片，每次2片，每日3次。

（4）抗组胺药　瘙痒严重者口服，可达到止痒目的。可口服盐酸西替利嗪，每次5mg，每日1次；或氯雷他定，每次10mg，每日1次，口服。

2. 局部治疗

（1）去脂　常用5%的硫黄软膏，10%～15%雷锁辛洗剂等。

（2）杀菌　1%金霉素、0.2%呋喃西林软膏等。

（3）消炎　2%～5%的煤焦油洗剂、糊剂，严重病例可短期使用皮质类固醇霜或膏，但症状控制后应尽快停用，防止发生副作用。

五、美容养护指导

1. 家居工作日常皮肤养护

脂溢性皮炎的日常皮肤养护与痤疮、酒渣鼻大致相同，此外，切勿频繁使用吸油纸等养护用品，易造成皮肤代偿性油脂分泌，从而加重临床症状。

2. 美容会所皮肤美容调治

常用的美容治疗措施有：奥桑喷雾仪冷喷、局部按摩、疏通毛孔、药物倒膜等。若皮损严重，则需到医院皮肤科进行综合治疗。

六、预防指导

① 保证睡眠时间，提高睡眠质量，使皮肤代谢得到充分调整。

② 饮食宜清淡，少食甜食、多脂及辛辣刺激性食物，多食新鲜蔬菜、水果，避免饮酒，宜多喝水，保持大便通畅。

③ 宜用温水洗脸，避免过冷、过热及不洁净物品的刺激，避免用力挤压和搔抓。

④ 避免使用含油脂和粉质过多的化妆品及糖皮质激素制剂。

⑤ 日常生活规律，及时排解压力，保持心情舒畅，避免过激的情绪波动。

⑥ 正确对待疾病损美现象，建立自信心，积极配合治疗调整，保持平衡的心理状态。

══ 第三节　多毛症 ══

多毛症是指自身毛发比正常年龄和性别的人长得较多、较粗和较长。临床一般分为先天性与后天性，全身性与局限性。

一、病因病理

先天性多毛症，无论全身性还是局限性均与遗传有关，属于常染色体隐性遗传。后天性全身性多毛症可由药物引起，但大多数与内分泌功能紊乱相关，药物引起的多毛症又称为医源性多毛症；造成内分泌功能紊乱的原因复杂，如内分泌腺肿瘤、库欣综合征等。后天性局限性多毛症是由各种原因导致皮肤真皮发生炎症，造成血流加快而致，如外搽糖皮质激素霜剂引起多毛。

二、诊断

1．发病部位

多毛症一般发生于四肢、面部，分布形式有男性倾向，可累及下颌、嘴唇上方、耳前、前额、后颈部、乳头周围、脐下正中线、阴毛处（图10-4）。

2．损美体现

（1）先天性全身性多毛症　俗称"毛孩"，见于10岁以下儿童。患儿出生后即表现为胎毛过多，呈细丝状，面、颈部毳毛浓而长，眉毛粗而长，头发长，躯干、四肢毛发密而长，长度可达数厘米，多伴有齿发育不良（恒齿少或缺如）。

（2）先天性局限性多毛症　呈小片状或很大面积，其毛的长度、粗细和颜色均与其部位不相称。可在出生时或出生不久发现，可单独存在，也可与痣伴生。如腰骶部出现一簇粗或细的黑毛，属于脊

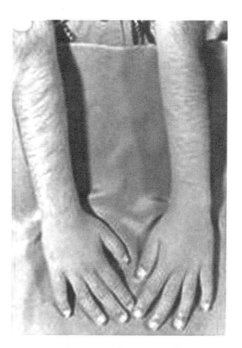

图10-4　多毛症

柱裂和骶骨毛增多症；外耳道的毳毛长而黑，伸出耳郭，属于毛耳；出生后双肘部多毛，为肘毛增多症。大多数属染色体遗传。

（3）后天性全身性多毛症

① 医源性多毛症：表现为躯干、四肢、面部及广泛皮肤部位毛发生长，较毳毛粗长，一般停药半年至一年可恢复正常。引起该病的药物包括糖皮质激素、苯妥英钠、链霉素、米诺地尔、青霉胺及补骨脂类药物等。

② 症状性多毛症：是一组内分泌功能紊乱的结果或临床表现，主要表现为形态各异的多毛现象。常见疾病大致包含多囊卵巢综合征、卵巢肿瘤、先天性肾上腺增生、甲状腺功能亢进、甲状腺功能减退、皮肌炎及营养不良等。

（4）后天性局限性多毛症　摩擦、搔抓、咬伤、烧灼等机械性或物理性刺激均可引起局部毛发过度生长。另外，长期慢性皮肤充血也可引起多毛。

3．美学分析与审美评价

多毛症破坏了人体皮肤的质感和动感，面部等暴露部位的多毛严重破坏了人体的形象美，尤其是发生于上唇及下颏部位的女性患者会非常尴尬，造成心理负担，严重影响学习、

生活和婚配。

三、治疗指导

1. 全身治疗

（1）一般治疗　查找致病因素，停止使用可诱发本病的药物，积极治疗原发病。

（2）抑制肾上腺皮质增生药物　泼尼松，每晚2.5mg，口服，或用地塞米松0.25~0.5mg，每晚睡前口服，但副作用较大，不可过量多服。

（3）抑制卵巢雄激素分泌药物　炔雌醇0.35μg，加炔诺酮0.5mg，每日1次，21天为1个周期，疗程约半年至一年。

（4）其他拮抗雄激素作用的药物　螺内酯（安体舒通）20~30mg，每日2次，口服。

2．局部治疗

（1）机械脱毛　用剃刀刮除或剪刀剪除是一种简单方便的措施，但效果是暂时性的，患者再长的毛发会变得更加粗、硬、黑；同时此法有继发感染的可能，不提倡长久使用。

（2）物理脱毛

① 电解除毛法：是最有效的永久性除毛方法之一，属于医学美容范畴，需要专业皮肤科医师或美容医师操作。

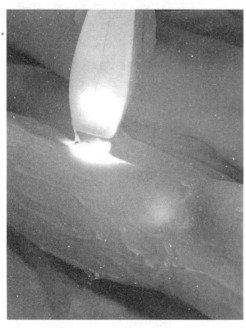

图10-5　半导体激光脱毛

② 激光除毛法：是近年来发展起来的一种新型的永久性脱毛法，如强脉冲光脱毛，808半导体激光脱毛（图10-5），简便效优。

③ 其他：现在常用的方法还有短波透热拔毛法、电灼拔毛法或电子脱毛法。

（3）化学脱毛　可去除皮肤表面的柔软细毛，无痛觉，刺激性低。按化学脱毛剂形态不同可分为液状、膏霜状和粉状。使用化学脱毛剂前最好先做皮肤斑贴试验或试用试验，特别是皮肤敏感者。经常使用化学脱毛剂者使用频率不宜太高，最多每2周使用1次。

（4）手术治疗　由肿瘤引发的多毛症患者，手术切除肿瘤后，多毛症即可消除。

四、美容养护指导

1. 家居工作日常养护

多毛症患者家居日常养护主要注意个人卫生，勤洗澡，注意皮肤清洁护理。头发浓密者选择正确的洗发、护发用品，注意发丝护理并定期修剪。

2. 美容会所美容调治

多毛症患者常用美容调治方法包括电解除毛法、激光除毛法、短波透热拔毛法、电灼拔毛法或电子脱毛法。

五、预防指导

查找病因予以清除，选择安全温和的方法脱毛，避免各种刺激。

│案例分析│

金某，女，23岁。

主诉：颜面出现丘疹、粉刺伴少许脓疱4年余。

现病史：4年前额部、面颊部陆续出现丘疹、粉刺，时有脓疱出现，时轻时重，反复发作，自觉瘙痒并伴油性皮脂溢出。

检查：额部、面颊部、颏部见散在红丘疹、少许脓疱。

诊断：痤疮。

治疗指导：口服盐酸米诺环素0.5g，每日2次，6周为1个疗程；加服常用剂量的维生素A和维生素C；局部皮损外搽5%过氧化苯甲酰凝胶。

美容指导：选用清爽型洁面乳清洁面部，每日早、晚2次。奥桑喷雾仪喷雾时间为2~3分钟，根据皮肤类型选择冷喷。做疏通毛孔处理，选择清爽按摩膏按摩10~20分钟后，将有丘疹部位按摩膏清洗，外搽同系列的霜剂，超声波导入10分钟，选用具有消炎杀菌、清爽功效的药膜外涂或贴敷，用清爽类护肤品日常养护。

预防指导：禁食辛辣、助阳、酿湿之品；注意保证睡眠和调整情绪。

复习思考题

1. 痤疮的发病机制及损美特点是什么？如何进行美容调护？

2. 头部脂溢性皮炎与头部银屑病如何鉴别？

3. 多毛症的治疗方法有哪些？

第十一章

皮肤良性肿瘤

学习要点

　　色素痣的分类及发生恶变的征象；皮肤血管瘤的类型及其特点；皮脂腺痣、汗管瘤的皮损特点及鉴别诊断；皮脂腺囊肿的治疗方法；粟丘疹的诊断、鉴别诊断及治疗方法。色素痣、皮脂腺囊肿等几种常见良性肿瘤的美容养护指导及预防指导。

皮肤起源于外胚叶及中胚叶，组织结构异常复杂，在各种致病因素作用下，各种组织均可异常增生形成肿瘤。皮肤肿瘤按其生长特性和对人体的损害程度一般分为两类，即良性肿瘤和恶性肿瘤。皮肤良性肿瘤临床较多见，其生长缓慢，多为膨胀性，有包膜，与周围正常组织分界清楚，能移动，没有局部浸润性，亦不发生淋巴转移和血行转移。虽然多数皮肤良性肿瘤不会严重威胁到患者的身体健康，但可给患者带来很多烦恼和痛苦，尤其是长在暴露部位的良性肿瘤，严重影响患者的外貌美，如常见的面部较大的色素痣、脂溢性角化病、老年疣等。而长在特殊部位的良性肿瘤，常常由于摩擦、受压等原因易引起溃烂、疼痛等感染症状。有一部分良性肿瘤在肉眼下观察不易与恶性肿瘤区别，比如黑色素痣与黑色素瘤的早期，易混淆，造成误诊，延误治疗时机；还有些良性肿瘤在长期慢性刺激下有发生恶变的可能，因此应对皮肤良性肿瘤有所了解。

第一节　色素痣

色素痣又称"色素细胞痣"，简称"色痣""斑痣"或"黑痣"，是由色素细胞局部聚集形成的良性肿瘤，多发生在面、颈、背等部位皮肤，偶见于黏膜表面，如口腔、阴唇、睑结膜等。本病常见，几乎每人都有，从婴儿到年老者都可以发生，有的在出生时即已存在，有的在出生后早年逐渐显现，随着年龄增长，数目逐渐增加。一般青春期达高峰，二三十岁后很少再有新痣的发生。色素痣多数增长缓慢，或持续多年并无变化，但很少自行消退。有些类型的色素痣在一定条件下可发生恶变，一旦恶变，其恶性程度极高，转移也较快，而且治疗效果不理想。

一、病因病理

色素痣是由含有色素的痣细胞所构成的。痣细胞或源于表皮的黑素细胞，或源于胚胎期间神经嵴的前体细胞，上述细胞向表皮移行过程中，由于某种因素异常，造成黑素细胞数目增加，运转、移行、分布异常，局部聚集，形成色素痣。根据组织病理学特点色素痣可分为交界痣、皮内痣和混合痣三种（图11-1）。

（1）交界痣　痣细胞主要位于皮肤的表皮基底层，少数可见于表皮与真皮交界处，故称为交界痣。交界痣细胞受到不良刺激后具有增生活跃的特性，因此有恶变为恶性黑色素瘤的可能。

（2）皮内痣　为大痣，细胞分化成更成熟的小痣细胞，原在交界处的痣细胞进入真皮及其周围结缔组织中。在表皮基底膜和真皮内小痣细胞之间有一浅层狭长的结缔组织带，把痣与表皮层分开。皮内痣细胞增生不活跃，通常不发生恶变。

（3）混合痣　在痣细胞进入真皮的过程中，常同时有皮内痣和残留的交界痣，兼有上述两种特性的称为混合痣。

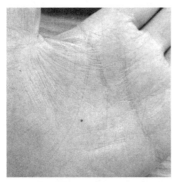

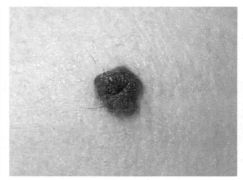

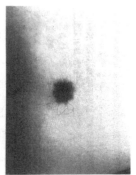

（a）交界痣　　　　　　　　　（b）皮内痣　　　　　　　　　（c）混合痣

图11-1　色素痣

二、诊断

1. 发病部位

色素痣可见于人体任何部位，多发于面颈部皮肤，偶见于口腔黏膜。

拓展阅读
色素痣恶变的倾向

2. 损美体现

（1）皮损特点

① 交界痣：可见于出生时，但常见于2岁以后。多发生于掌跖和生殖器部位。皮损呈浅棕色或深棕色斑疹、丘疹或结节，一般较小，表面光滑、平坦或稍高于皮表，无毛，界限不清楚。高出皮肤表面的交界痣在受到搔抓、摩擦等刺激后，少数会发生恶变。

有下列情况时应警惕恶变的发生：年龄较大时发生新的色素痣；近期内色素痣生长迅速，色素变深，局部瘙痒或有烧灼感、痒痛；病变表面出现糜烂、破溃、出血、化脓等感染现象，痣周围皮肤肿硬；痣周围皮肤出现多个卫星状小黑点及区域淋巴结肿大等。出现以上情况时应立即手术切除，并做病理检查。恶性黑色素瘤多来自交界痣。

② 皮内痣：多见于较大儿童或成人。好发于头颈部。皮损呈棕色或黑色，为半球形隆起，也可呈疣状或带蒂。表面可有毛发生长，又称为"毛痣"，界限清楚，生长缓慢。此类痣较稳定，受刺激不易发生恶变。

③ 混合痣：多见于幼儿，少见于成人。中心部位隆起，常有毛，为皮内痣部分；四周平滑色素弥散的晕圈为交界痣部分，边界不清楚。混合痣亦极少发生恶变，如有恶变，亦系来自交界痣部分。

（2）伴随症状及病程　色素痣多在出生时或出生后若干年出现，生长缓慢，无明显自觉症状；少数特殊部位如掌跖和腰等部位，易受到摩擦，生长迅速，色素变深，有恶变倾向，全身可有不适，应提高警惕。

3. 美学分析与审美评价

发生在头、面、颈部的色素痣对皮肤外观的影响因人而异。散在数量较少时，小的色素痣并不影响人的美观。有时因痣的位置在一些特殊部位，比如眉心、眉梢、下颏正中而称为"美人痣"，以此为美；而面、颈部色素痣数量较多或成斑片状时，破坏了面部肤色均匀一致的和谐之美，影响了皮肤的视觉审美。因此，患者常表现为不同程度的自卑，有的甚至产生美容心理障碍等，影响身心健康。

三、鉴别诊断

1. 色素痣与雀斑

（1）相同点　雀斑和色素痣均由黑素细胞数目增加引起，多于出生后发病，无明显自觉症状，均有青春期加重的特点。

（2）不同点　第一，雀斑好发部位在面部尤其鼻部和眶下，很少累及全身，色素痣可发生于身体任何部位；第二，雀斑为浅褐色或暗褐色针头至绿豆大小的斑疹，色素痣中的皮内痣呈丘疹或结节改变；第三，雀斑受日晒影响而加重，色素痣不受日晒影响。

2. 色素痣与脂溢性角化病

（1）相同点　脂溢性角化病和色素痣均属于皮肤良性肿瘤，损害常多发，表面光滑，均可呈丘疹样改变。

（2）不同点　第一，脂溢性角化病中年好发，以面部颞侧多发，其次为手背、躯干和上肢，而色素痣可在出生时或幼年出现，青春期达高峰，且可发生在身体任何部位；第二，脂溢性角化病皮损可呈乳头瘤样改变，触之较粗糙，而色素痣可呈丘疹或结节改变，表面光滑；第三，脂溢性角化病无痣细胞存在，而色素痣有痣细胞存在。

四、治疗指导

以局部治疗为主。一般色素痣无恶变现象，不影响美观，可不必治疗。对影响美观或较大的色素痣多采取局部治疗的方法，冷冻、高频电、化学剥脱等较难掌握其深度，易留瘢痕或治疗不彻底，现已不采用这些治疗方法。现常用的治疗方法有：

（1）超脉冲CO_2激光和（或）Q开关激光治疗　小的色素痣亦也可采用普通CO_2激光治疗。

（2）手术切除　面积较小的痣，手术切除后，可以潜行剥离皮肤创缘后直接拉拢缝合；面部较大的痣，无恶变现象者，可考虑分期部分切除或行邻近皮瓣转移或游离皮片移植。如为疑有恶变或发生于掌跖、腰周、腋窝、腹股沟等易摩擦部位的交界痣和混合痣，则应考虑手术切除并做活检。

（3）五妙水仙膏点痣　选择和固定体位，用生理盐水清洁皮损，用金属棒蘸取五妙水仙膏均匀涂抹在色素痣表面，范围略超出色素痣边界1～2mm，15～20分钟后，药膏逐渐干燥后用生理盐水棉球擦去干燥药膏，再重新涂药。上述方法持续一段时间，直到皮损着色为止。

五、美容养护指导

1. 家居工作日常皮肤养护

痣是发生于皮肤上的良性肿瘤。对于高出皮肤表面的痣，平时不要过分摩擦或搔抓刺激它，以免发生增生、长大、破溃等恶变现象。在选用护肤品方面，没有特殊要求，一般按照面部皮肤的性质选用合适的护肤品。

2. 美容会所皮肤美容调治

对于有痣的皮肤，美容院保养按一般正常皮肤保养即可。应注意的是，在使用按摩膏按摩皮肤时，切忌对色素痣部位过分揉按、点压。在应用超声波导入仪导入皮肤营养精华时，切忌用超声探头在色素痣部位长时间来回摩擦，以防色素痣皮面破损。

六、预防指导

① 对于高出皮肤的色素痣平时不要随便刺激，不要滥涂腐蚀性药物，以免诱发其恶变。

② 若痣在短期内迅速增大，色泽加深变黑，边缘发红不规则，表面出血、破损以及周围出现卫星状损害，表明有恶变征象，应及时到医院就诊，手术切除并送病理检查。

③ 饮食方面少吃辛辣刺激性食物。

④ 保持轻松愉快的心情，保证充足的睡眠。

| 知识链接 |　　蓝痣

蓝痣又称良性间叶黑色素瘤、蓝神经痣、色素细胞瘤、黑色素纤维瘤、良性间充质黑瘤等，系由蓝痣细胞组成的一种良性瘤。蓝痣有三型：普通型蓝痣，细胞型蓝痣和联合型蓝痣。

普通型蓝痣较小，直径一般为3～10mm，为蓝色、灰蓝色或蓝黑色丘疹或结节，顶圆，表面光滑，其黑素细胞分布在真皮下1/3处，好发于手臂和足背，面部、四肢侧面及腰、臀等处也可发生，不发生恶变，终身不退；细胞型蓝痣为大的蓝色或蓝黑色、质地相当坚实的结节，直径通常为1～3cm或更大，表面光滑或呈多叶状，皮损好发于骶尾区及臀区，可发生恶变；联合型蓝痣是普通型蓝痣与细胞型蓝痣联合存在，组织病理学可以分辨出两种痣细胞。

第二节　皮肤血管瘤

皮肤血管瘤是先天性毛细血管增生扩张的良性肿瘤或血管畸形。多数在出生时或出生后不久发生，少数在儿童期或成人期开始发病，随年龄增长而增大，到成年时停止发展。多数侵犯头、颈部皮肤，而黏膜、肝脏、腿和肌肉等处也可发生。婴儿期血管瘤生长迅速，以后逐渐停止生长，有时会自行消退。皮肤血管瘤是临床常见病和多发病。

一、病因病理

起源于中胚层残余的胚胎成血管细胞，在一定因素刺激下，不断增生而形成先天性良性肿瘤，或由血管壁扩张的动脉与静脉直接吻合而形成血管畸形。根据血管瘤在皮肤内的结构，一般可分为鲜红斑痣、海绵状血管瘤、草莓状血管瘤与混合型血管瘤四种类型。

二、诊断

1. 发病部位

皮肤血管瘤多见于颜面、颈部，也可发生于其他任何部位。发生在口腔颜面部的血管瘤约占全身血管瘤的60%。其中大多数发生于颜面皮肤、皮下组织及口腔黏膜如舌、唇、口底等组织，少数发生于颌骨内或深部组织。

2. 损美体现

（1）皮损特点

① 鲜红斑痣（图11-2，彩图11-2）：又称毛细血管扩张痣或葡萄酒样痣。出生时即可存在。好发于面部、枕部，多为单侧，偶发于双侧。皮疹为一片或数片大小不等、形状不一的鲜红色或紫红色斑，表面光滑，边界清楚，一般不高出皮肤表面，指压时部分或完全褪色。少数皮疹上有结节或疣状突起。发生于面部者可累及口腔黏膜。婴儿时期生长快，以后进展缓慢，达到一定程度便不再扩大。无自觉症状。本病常伴发其他血管畸形。

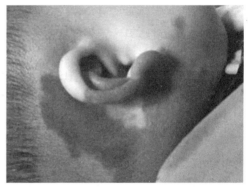

图11-2　鲜红斑痣

② 海绵状血管瘤（图11-3，彩图11-3）：在出生时或出生后数周出现。好发于头、颈部。皮损为单个或多个大而不规则的结节状或分叶状柔

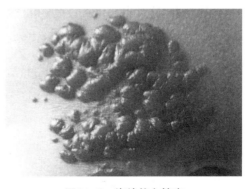

图11-3　海绵状血管瘤

软而有弹性的肿块。浅在性皮损颜色鲜红或深红，深在性皮损颜色紫红或深紫，表面光滑，边界不清，挤压可缩小，去压可复原，因状似海绵而得名。本型血管瘤常在1年内逐渐增大，亦可能逐渐消退，但不能完全缓解。无自觉症状。发生于婴儿时可伴发血小板减少和紫癜，是一种消耗性凝血病。

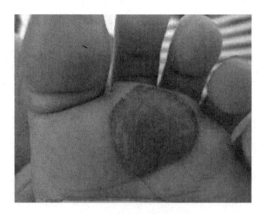

图11-4　草莓状血管瘤

③ 草莓状血管瘤（图11-4，彩图11-4）：又称单纯性血管瘤或毛细血管瘤。出生时或出生后数周出现。好发于颜面、头颈及肩部。皮疹单个或数个，鲜红色，高出皮面，呈柔软分叶状，边界清楚，压之不易褪色。生长速度快，可呈现斑块状、桑椹状或不规则状。1岁内可长到最大限度，以后逐渐退化，约70%~90%患者在5~7岁可自行完全消退。

④ 混合型血管瘤：在上述三型中，有两种以上类型的血管瘤同时存在，而以一型为主。

（2）伴随症状及病程　毛细血管瘤指压可褪色，除压后，立即复原；婴儿期生长快，以后发展缓慢，达到一定程度就不再扩大，有些可以自行消退，较大或广泛者可持续终生。当低头时，海绵状血管瘤充血膨大；恢复正常位置后，肿瘤亦随之缩小，恢复原状，此现象称为体位移动试验阳性。草莓状血管瘤指压不易褪色。大部分血管瘤自婴儿出生时或出生不久，就开始发生，婴儿期生长较快，以后发展缓慢，有些达到一定程度就不再扩大，并有可能自行消退（如小面积的鲜红斑痣）；但有些有向深部组织生长的趋势（如海绵状血管瘤）。

根据病史和各种类型血管瘤的典型特点，对表浅血管瘤不难作出诊断；对深部血管瘤，可用体位移动试验、B超或磁共振血管成像（MRI）来协助诊断。对血管瘤不做活检，不盲目穿刺或探查，否则有引起大出血的危险。

3. 美学分析与审美评价

面、颈部的血管瘤呈现出的颜色与正常肤色有较大的差异，有的血管瘤突出皮肤、高低不平等，严重破坏了皮肤的外在形式美及皮肤的结构美，既影响人的面部美感，又影响身心健康。

三、鉴别诊断

1. 皮肤血管瘤与血管球瘤

（1）相同点　血管瘤和血管球瘤均有皮肤颜色的改变。

（2）不同点　血管球瘤是指、趾甲床及其附近的锐性疼痛性肿物；而血管瘤无疼痛感。

2. 皮肤血管瘤与血管肉瘤

（1）相同点　血管瘤和血管肉瘤均有皮肤颜色的改变，无痛。

（2）不同点　血管肉瘤较少见，肿瘤呈结节状、紫红色，浅表者易出血和破溃；血管瘤一般不出血，不易破溃。

四、治疗指导

由于血管瘤类型、发病年龄、发生部位的不同，治疗上有一定的差异。治疗时应全面考虑上述因素。目前常见的西医治疗以局部治疗为主，常用方法有手术切除、放射治疗、冷冻治疗、激光治疗、硬化剂注射等，一般多采用综合疗法。由于婴幼儿的血管瘤有自行消失的趋势，可考虑暂时观察；如生长迅速时，应及时手术切除。放射治疗效果尚不能肯定，且有致癌的可能，已很少应用。另外，对某些大的混合型血管瘤的治疗问题尚未完全解决，也可结合中医治疗。

1. 全身治疗

常用皮质激素。口服泼尼松3～5 mg/kg，隔天早晨一次顿服，共服8周；第9周减量1/2；第10周，每次服药10 mg；第11周，每次服药5mg；第12周停服，完成1个疗程。如需继续，可间隔4～6周重复同样疗程。尤其适用于生长在眼睑、口唇、外耳、阴部等特殊部位的血管瘤以及皮损面积大而严重影响美容者。主要用于治疗海绵状血管瘤、草莓状血管瘤及混合型血管瘤。对于瘤体缩小到一定程度而不再消退者，可继续选用其他疗法。

2. 局部治疗

（1）外用西药　治疗可用皮质激素、平阳霉素、硬化剂、尿素、胶体磷酸铬或5-氟尿嘧啶（5-FU）行皮损内注射，如草莓状血管瘤。

（2）放射治疗　可用浅层X射线照射、放射性核素^{32}P或^{90}Sr贴敷，如鲜红斑痣、草莓状血管瘤。

（3）激光治疗　近年来激光在皮肤血管瘤的治疗中取得了较好的疗效。氩离子激光、铜蒸气激光和可调染料激光、激光光动力学疗法（又称"激光PDT"）、Nd:YAG激光和CO_2激光等。如用蓝宝石激光治疗鲜红斑痣，可获得满意效果。

（4）液氮冷冻　适用于表浅的血管瘤，但易继发感染而留下瘢痕。

（5）电灼术　对小面积皮损有效。

（6）手术切除　对增长比较快或伴发症状、有破溃出血风险的皮肤血管瘤可以考虑手术切除。

（7）其他　磁疗、压迫疗法、埋肠线疗法等都有一定的效果。

五、美容养护指导

1. 家居工作日常皮肤养护

对于血管瘤部位的皮肤要注意日常的清洁，但不要过分摩擦和挤压刺激血管瘤部位。在护肤品的选择方面应注意以下几点：

① 对于面部血管瘤的患者，洁肤用品勿使用香皂，由于其碱性较大，易造成皮肤干燥脱屑。应使用柔和洁面乳，其呈弱酸性，接近皮肤自身的pH值，对皮肤无刺激。

② 由于血管瘤部位的皮温略高，皮肤容易干燥，应选用保湿类护肤品，对局部皮肤起到保护作用。

③ 对于面部鲜红斑痣，外用接近肤色的遮盖性化妆品，比如粉底液、遮瑕膏等，起到修饰美容的效果。

2. 美容会所皮肤美容调治

对于血管瘤的皮肤，美容院一般不做处理，建议到正规医院治疗。

六、预防指导

① 平时应注意不要摩擦、针刺、挤压血管瘤，以防感染、出血。

② 要注意科学饮食，改进膳食结构，做到营养合理，食物尽量要多样化，多吃高蛋白、多维生素、低动物脂肪、易消化的食物及新鲜水果、蔬菜，不吃陈旧变质或刺激性的东西，少吃熏、烤、腌、油炸、过咸的食品，主食粗细粮搭配，以保证营养均衡。

③ 加强体育锻炼，戒烟限酒，养成良好的生活习惯。

④ 保持良好的心情，对皮肤血管瘤有一个正确的认识，积极配合医生的治疗。

| 知识链接 |　血管畸形

根据血管内皮细胞生物学特点的不同，传统意义上的"血管瘤"或"血管畸形"被重新称为血管肿瘤和脉管畸形。二者最本质的差别即血管肿瘤存在血管内皮细胞的异常增殖，而脉管畸形则无此现象，这也导致二者后续治疗的差异。

2014年国际脉管性疾病研究学会（ISSVA）对血管肿瘤和脉管畸形进行了进一步的细致分类：①血管肿瘤，有时也被简称为血管瘤，进一步细分为良性、局部侵袭性（交界性）以及恶性三类；②脉管畸形，根据畸形脉管的部位进一步分为单纯性及混合性，并增列了血管病变相关综合征以及多种疾病致病基因。

第三节　皮脂腺痣

皮脂腺痣为先天性疾病，于1895年由Jadassohn首先描述，它是一种由表皮、真皮及皮肤附属器所构成的，以皮脂腺增生为主的器官样错构瘤，又称"器官样痣"，是一种常见的皮肤良性肿瘤，多于出生时或出生后不久开始发病，好发于头皮（图11-5），影响美观。

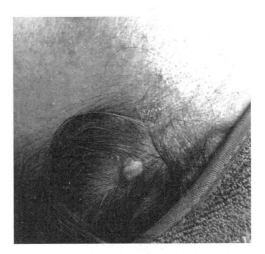

图11-5　皮脂腺痣

一、病因病理

本病为一种先天性发育异常疾病，以皮脂腺增生为主，表皮、真皮和皮肤附属器也参与其形成。随年龄的增长，皮脂腺痣组织病理变化一般可分三个时期：婴幼儿期，表皮除轻度增生外，可见小的分化不完全的毛囊结构，而皮脂腺发育不良；至青春期，表皮呈疣状或乳头瘤样增生，真皮内见到大量成熟或近乎成熟的皮脂腺。在皮脂腺小叶下方的真皮深部或皮下脂肪内可见充分发育的大汗腺。皮损后期有发生附件肿瘤的趋势，约10%～15%的病例发生基底细胞癌。

二、诊断

1. 发病部位

本病好发于头皮、额角、面颈部，尤其多见于头皮。多数为单发，少数可为多发。

2. 损美体现

（1）皮损特点　婴幼儿期，皮损为边界清楚、隆起的圆形小结节，淡黄色至灰棕色，有蜡样外观。头皮损害表面无毛发生长。青春期皮损为一局限性隆起的淡黄色斑块或条索状增生，表面有芝麻粒或小米粒大小的结节，互相融合而呈疣状，表面光滑呈蜡样光泽，质地坚硬。年老患者皮损表面有疣状增生，为污褐色，其上缺乏毛发，有油腻感。

（2）伴随症状及病程　皮脂腺痣较为常见，多于出生时或出生后不久发病，至青春期皮损增厚扩大，表面呈乳头瘤样，黄色明显。成人的皮脂腺痣变成疣状。少数患者在本病的基础上可发生附件肿瘤，如汗腺肿瘤，甚至可发生转移，同时可伴有其他先天畸形。

3. 美学分析与审美评价

皮脂腺痣好发于皮脂腺较多的头面部，为一局限性隆起的淡黄色斑块，破坏了面部皮肤的平滑感，影响面部外在的形式美。极易导致患者的自卑心理，影响其社会交往，使其形成内向性格。

根据其自幼发病的病史，好发于皮脂腺较多的头面部，皮损呈局限性隆起的淡黄色斑块或污褐色疣状增生，组织病理切片显示真皮内有大量肥大的成熟皮脂腺，即可诊断。

三、鉴别诊断

1. 皮脂腺痣与疣状痣

（1）相同点　疣状痣和皮脂腺痣均于婴幼儿时发病，损害常呈条索状增生，质地坚硬。

（2）不同点　疣状痣又称"线状表皮痣"，好发于躯干或肢端，排列于躯干一侧，皮损呈淡褐色至褐黑色角化性疣状增生，表面粗糙，无蜡样光泽及油腻感；皮脂腺痣好发于头面部或颈部，尤其多见于头皮，多为单发，皮损呈淡黄色局限性无毛斑块，表面光滑，有蜡样光泽，随年龄增长皮损可呈疣状，质地坚实，并可呈棕褐色。

2. 皮脂腺痣与汗管瘤

（1）相同点　汗管瘤和皮脂腺痣均属于错构瘤，皮损呈坚实丘疹样改变，均无自觉症状。

（2）不同点　汗管瘤好发于青年女性，多发于眼睑下方，对称分布，皮损为皮色、淡黄色或褐色的扁平丘疹，无蜡样光泽及油腻感；皮脂腺痣在出生或生后不久发病，好发于头面部或颈部，尤其多见于头皮，多为单发，皮损呈淡黄色局限性无毛斑块，表面光滑，有蜡样光泽。

四、治疗指导

皮脂腺痣是一种先天性发育异常的疾病，由于皮损至青春期增厚扩大，并有恶变倾向，因此治疗应在青春期前进行，且以局部治疗为主。

可采用手术切除、电烧灼、激光等治疗方法。其中以手术切除疗效最佳，电烧灼、激光治疗容易形成较大瘢痕。手术切除一般在青春期前进行。对于面积小的皮脂腺痣，可以采取一次性切除，直接拉拢缝合；对于面积较大的皮脂腺痣，可以采取分次切除，或采取一次完全切除加植皮修复的方法。

五、美容养护指导

1. 家居工作日常皮肤养护

由于皮脂腺痣表面有芝麻粒或小米粒大小的结节，平时应注意头、颈部皮损的清洁，可用富含泡沫的爽肤类洗面奶清洗、生理盐水冲洗等。皮损部位切忌使用含油脂和粉质过多的化妆品。在清洁皮损部位时不要过分摩擦和搔抓刺激病损部位，以防加重病损。

2. 美容会所皮肤美容调治

有电烧灼、激光设备的美容院，可以针对头面部皮损面积较小的皮脂腺痣进行治疗。治疗时必须掌握好烧灼深度，太浅不易去除干净，造成日后复发；太深易留有较大瘢痕，影响美观。对于较大面积的皮脂腺痣建议到正规医院进行手术治疗。

六、预防指导

① 皮脂腺痣好发于头皮，平时梳理头发时应注意对皮损的保护，减少对皮损的过度摩擦、搔抓，以免由于长期不良刺激，继发感染，导致过度增殖。

② 如皮损出现快速增生、表面溃烂等现象时，应引起注意，及早进行诊治。

③ 注意科学饮食，多吃新鲜蔬菜、水果；少食肥腻厚味的食物，如动物肥肉、动物脑等；各种糖和含糖高的糕点等食品也应少吃。戒烟限酒，少饮浓茶、咖啡，同时少食辛辣及热性食物，如辣椒、大蒜、韭菜、狗肉等。

④ 注意皮脂腺痣生长部位的卫生清洁，减少对皮肤的刺激，养成良好的生活习惯。

⑤ 保持良好的心情，正确认识本病，积极配合医生的治疗；自己不要滥用药物，以免造成不良后果。

═══ 第四节 汗管瘤 ═══

汗管瘤又称"汗管囊瘤"或"汗管囊腺瘤"，是发生在人体表皮小汗腺导管的一种错构瘤。本病多见于女性，青春期发病或加重。本病属于中医学"瘤"的范畴。

一、病因病理

本病病因尚未明确，可能与内分泌、妊娠、月经及家族遗传等因素有关。根据瘤体内细胞酶的活性和电镜下观察所见，皮肤小汗腺活性增强，表皮内小汗腺导管上皮细胞过度分化，现已证明为一种汗管过度分化的小汗腺肿瘤，有家族遗传史。

二、诊断

1. 发病部位

皮损好发于眼睑，尤其是下眼睑（图11-6），也可见于前额两侧、颈部皮肤。少数患者除面部外，胸、腹及四肢可有广泛对称性皮疹。

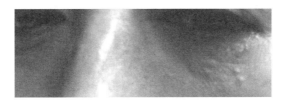

图11-6 汗管瘤

2. 损美体现

（1）皮损特点　皮疹为皮色、淡黄色或褐色的半球形稍隆起的丘疹，直径为1～3mm，光滑，坚实，多发，散在分布或密集而不融合。

（2）伴随症状及病程　一般无自觉症状，有的患者在夏季因出汗困难而有瘙痒或灼热感。此病属慢性病程，终生不会自行消退。有的汗管瘤多年静止无变化，当人在由于受到精神创伤、过度劳累、月经期或内分泌失调等导致免疫力降低的时候，皮疹可逐渐增多或增大或数个融合成一个大的结节性汗管瘤。

（3）美学分析与审美评价　汗管瘤属良性肿瘤，对人的身体健康不会造成损害。但由于汗管瘤好发于眼睑周围，高出于皮肤，造成了眼睑皮肤的臃肿不平滑，严重影响人的面部的光滑感及眼睛的美感，易形成衰老的容貌，给人造成很大精神压力和情绪影响，因此患者有强烈的治疗要求和求美心理。

三、鉴别诊断

1. 汗管瘤与粟丘疹

（1）相同点　粟丘疹和汗管瘤均属于与遗传有关的皮肤良性肿瘤，好发于眼睑周围，皮损均为表面光滑、坚实丘疹样改变，可散在或密集分布，均无自觉症状。

（2）不同点　第一，粟丘疹皮损呈乳白或黄白色、针头至米粒大小的球形丘疹，顶部尖圆，无融合，上覆极薄表皮，可挤压出坚实的白色角质样球形颗粒；汗管瘤皮疹为皮色、淡黄色或褐色的半球形稍隆起的丘疹，多发，挤压无内容物。

2. 汗管瘤与扁平疣

（1）相同点　扁平疣和汗管瘤的皮损均为丘疹样改变、表面光滑、质硬、一般无自觉症状。

（2）不同点　扁平疣又称"青年扁平疣"，青少年常见，皮损好发于颜面、手背、前臂等部位，为扁平丘疹，呈浅褐色或正常皮肤色，数目较多，散在，有自愈性，但自愈后易复发；汗管瘤好发于青年女性，多发于眼睑下方，对称分布，皮损为皮色、淡黄色或褐色的扁平丘疹，无自愈倾向。

3. 汗管瘤与黄瘤病

（1）相同点　黄瘤病和汗管瘤均以女性为多见，好发于眼睑部，广泛发生时常对称分布；皮损可相互融合；病程持久，均属于慢性病程。

（2）不同点　发病年龄不同，黄瘤病是代谢障碍性皮肤病，多发于中年以上妇女，汗管瘤好发于青年女性；部位皮损特点不同，黄瘤病为上眼睑尤其内眦处的黄色扁平或稍隆起的柔软斑片或斑块，汗管瘤多发于眼睑下方，皮损为皮色、淡黄色或褐色的扁平丘疹。

四、治疗指导

一般无须治疗。如影响美观，也可试用高频电离子或二氧化碳激光或冷冻治疗。因为激光、冷冻、高频电离子治疗属创伤性的治疗方法，治疗时应注意控制皮层的治疗深度，以免由于去除过深产生永久性瘢痕。

五、美容养护指导

1. 家居工作日常皮肤养护

汗管瘤属良性肿瘤，为非传染性疾病，不影响整个面部的日常保养，但应注意平时不要过分摩擦、搔抓、针刺汗管瘤部位，以免继发感染形成瘢痕。在护肤品的选择上应注意勿在皮损表面使用油脂含量高的膏霜类护肤品。

2. 美容会所皮肤美容调治

一般建议到正规的医院或美容整形机构治疗。在美容院做普通养护时，尽量减少对皮损部位皮肤的按摩与点按。

六、预防指导

① 平时应注意保护皮肤，勿用手抠或挤压病损处。

② 避免使用油脂类化妆品和皮质类固醇激素涂抹患处。

③ 注意少吃甜食、海鲜、动物性脂肪和刺激性食物，多食蔬菜、水果，平日多饮水，保持良好的胃肠功能。

④ 要注意放松心情，保持精神愉快，减轻精神和工作压力，不要过度劳累，保证充足的睡眠，加强锻炼，提高自身免疫力，对本病的预防和治疗有一定的帮助。

⑤ 面部美容养护方面，皮损较少者不影响按摩操作；皮损较多者，应避免面部按摩，以减少对皮损的刺激。

第五节 皮脂腺囊肿

皮脂腺囊肿是指由于皮脂腺导管阻塞，腺体内因皮脂腺聚积而形成的囊肿，是最为多见的一种皮肤良性肿瘤，好发于青年人。中医称之为"脂瘤"或"粉瘤"。

一、病因病理

皮脂腺囊肿主要是由于皮脂腺排泄管阻塞，皮脂腺囊状上皮被逐渐增多的内容物膨胀而形成的潴留性囊肿。囊内为白色凝乳状皮脂腺分泌物，并非真性肿瘤。

二、诊断

1. 发病部位

皮脂腺囊肿好发于头皮和颜面部（图11-7），其次是躯干部。

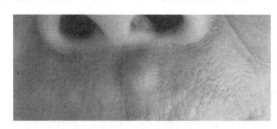

图11-7　皮脂腺囊肿

2. 损美体现

（1）皮损特点　皮脂腺囊肿为单个或多个柔软或稍坚实的球形肿物，高出皮面，表面光滑，一般直径为1～3cm左右，位于皮肤或皮下组织内，与皮肤粘连，但基底可以移动，推动时感到与表面相连但与基底无粘连，无波动感。由于其深浅不一，内容物多少不同，因此其体积大小不等且差距很大，小的如米粒大小，大的如鸡蛋大小。囊肿位置较深时，表面皮肤颜色可能正常；较浅时可能为淡蓝色；增大过快时，表面皮肤可发亮。有时在囊肿表面可见皮脂腺开口受阻所致的小黑点；有时在皮肤表面有开口，可挤出白色豆腐渣样内容物，这个开口即通向皮肤表面皮脂腺的开口所在，开口凹陷系导管长度不足所致。

（2）伴随症状及病程　皮脂腺囊肿生长早期患者无任何症状，缓慢增大后，易并发感染，皮肤红肿、疼痛，形成皮肤脓肿。囊肿破裂后，其内容物及脓液流出，形成皮肤窦道，经久不愈。皮脂腺囊肿癌变的机会极为罕见。

3. 美学分析与审美评价

皮脂腺囊肿为皮肤良性肿瘤，好发于头皮和颜面部，高出于皮肤，呈球形，易发生化脓感染，致皮肤红肿，破坏了面部的外在对称的形式美，给患者造成了很大的精神压力和身体的痛苦。手术治疗后在面部皮肤表面留下瘢痕，极大地影响面部整体协调的美感，患者易产生自卑心理。

三、鉴别诊断

位置较深的皮脂腺囊肿往往被误诊为脂肪瘤、纤维瘤、皮样囊肿、表皮样囊肿等，临床要进行鉴别。

1. 皮脂腺囊肿与脂肪瘤

（1）相同点　脂肪瘤和皮脂腺囊肿均属于良性肿瘤，病损皮色正常，大小不一，呈球状，可高出于皮肤，质地柔软，可推动。

（2）不同点　脂肪瘤多见于女性，皮损为单个或多个局限皮下肿块，可呈分叶状，有时为弥漫性斑块，一般无自觉症状，少有感染征象；皮脂腺囊肿可发生于任何年龄，以青壮年多见，除颈、胸背外主要好发于头面部，突出于皮肤表面呈球形，一般无自觉症状，如继发感染时可有疼痛、化脓。

2. 皮脂腺囊肿与纤维瘤

（1）相同点　纤维瘤和皮脂腺囊肿均属于良性肿瘤，病损皮色可正常，大小不一，呈球状，可高出皮肤，早期无自觉症状。

（2）不同点　纤维瘤好发于肩部、背部、臀部、下肢，皮损为针头至绿豆大小、半球形结节，质地坚实，组织病理学检查显示肿瘤为成纤维细胞与幼稚和成熟的胶原纤维组成，血管增生；皮脂腺囊肿好发于头面、颈项和胸背部，突出于皮肤表面呈球形，柔软，为潴留性囊肿，囊内容物为皮脂和破碎的皮脂腺细胞，呈白色豆渣样分泌物。

3. 皮脂腺囊肿与皮样囊肿

（1）相同点　皮样囊肿和皮脂腺囊肿均位于皮下，质地柔软，皮表可活动，早期无自觉症状。

（2）不同点　皮样囊肿发病年龄早，多见于婴儿，皮损为直径1～4cm的皮下结节，好于眼眶周围、鼻根、枕部及口底等身体中线附近，囊内容物含有皮肤及皮肤附属器结构，不与皮肤粘连而与基底部组织粘连甚紧；皮脂腺囊肿可发生于任何年龄，但以青壮年多见，好发于头皮、颜面、胸背等皮脂腺丰富部位，囊内容物为皮脂和破碎的皮脂腺细胞，与皮肤有粘连，不易推动。

四、治疗指导

本病以局部治疗为主，全身治疗为辅。一经确诊后，均应予手术将囊肿完整摘除。

1. 全身治疗

并发感染者应予口服抗生素消炎治疗。

2. 局部治疗

（1）手术切除　适用于囊肿未并发炎症者。手术时应在与囊肿粘连的皮肤部位及其导管开口处做一梭形切口，将与囊肿粘连的皮肤连同囊肿一并摘除。应顺皮纹方向切开，沿囊肿壁剥离周围组织，将囊肿完整摘除。如已并发感染，应先控制感染，待炎症消退后再行手术。

（2）切开引流　有脓肿形成者应做切开引流，并换药处理。

① 切开引流的指征：皮肤表面肿胀、发红、光亮、压痛明显、有波动感，并呈搏动性跳痛。

② 切开引流的要求：切口应在脓肿最低处，以便引流通畅；切口应尽量选择隐蔽位

置，应顺颜面皮纹方向切开，并注意避开神经、血管、涎腺及其导管。

③ 切开引流的方法：常规消毒、铺巾后，先在麻醉下切开皮肤、皮下组织或黏膜组织，然后用止血钳钝性分离至脓腔，并扩大创口，如有多个脓腔存在，必须贯通，以利彻底引流。用1%～3%的过氧化氢溶液、生理盐水或抗生素冲洗脓腔后，建立引流。

五、美容养护指导

1. 家居工作日常皮肤养护

平时注意皮肤的清洁，洗面奶可选用爽肤类、去除油脂较好的产品，在囊肿发生的部位，轻轻滑动。不能挤压、揉搓，以防刺激囊肿长大，造成感染。

2. 美容会所皮肤美容调治

不主张在一般的美容机构治疗，建议到正规的美容整形医院行手术切除术。手术中可在与囊肿相连的皮肤，尤其是见到导管开口时，沿着皮纹方向设计梭形的皮肤切口，连同囊肿一起摘除。分离时应特别小心，囊壁很薄，应当尽量完整地摘除。如果残留囊壁，则易复发。如果术前有红、肿、热、痛等炎症表现，则应先控制炎症，后期再安排手术。

六、预防指导

① 皮脂腺囊肿常发生在头面部等皮脂腺丰富的部位，且易合并感染，平时注意皮肤的清洁，不能用手挤压、自行处理。

② 饮食方面，注意少吃辛辣、油腻、刺激的食物，多吃新鲜的蔬菜、水果。

③ 如果局部出现红肿、压痛，甚至化脓溃破，建议及早到医院进行治疗。

④ 放松心情，调整心态，积极治疗。

══ 第六节　粟丘疹 ══

本病又称"白色痤疮"或"粟丘疹白色苔藓"，系由于表皮或皮肤附属器上皮增生所致的良性肿物或潴留性囊肿。

一、病因病理

本病可发生于任何年龄、性别，有的有家族史，与遗传因素、炎症和汗管受损有关。可分为原发性与继发性两种。前者可由新生儿期开始，由未发育的皮脂腺或毳毛漏斗部下端的上皮所形成，可自行消退；后者可继发于日晒、大疱性类天疱疮、大疱性表皮松解症、迟发性皮肤卟啉病、硬化萎缩性苔藓、二度烧伤及皮肤磨削术后。本病是由于面部表皮的损伤、炎症导致汗腺受损或皮脂腺口堵塞所形成的潴留性囊肿。

二、诊断

1. 发病部位

原发性皮损好发于颜面，特别是眼睑周围；继发性皮损则发生于原发皮疹的表面及其周围。

2. 损美体现

（1）皮损特点　皮损呈乳白色或黄白色、针头至米粒大小的坚实性球形丘疹，表面光滑，顶部尖圆，无融合，上覆极薄表皮，可挤压出坚实的白色角质样球形颗粒（图11-8）。

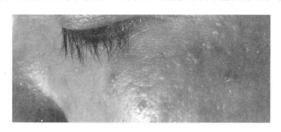

图11-8　粟丘疹

（2）伴随症状及病程　一般无自觉症状。皮损发病缓慢，可持续数年，有的可自然脱落消失，无瘢痕形成。

3. 美学分析与审美评价

原发性粟丘疹一般好发于颜面部尤其眼睑周围，呈白色针尖大小坚实球形丘疹，破坏了面部皮肤的平滑感。发生在眼睑周围的粟丘疹亦可影响眼睛皮肤的光滑细腻感，使眼睛周围的皮肤显得臃肿、衰老，影响了皮肤的视觉和触觉审美，继而破坏了整个面部的外在形式美感。

三、鉴别诊断

1. 粟丘疹与汗管瘤

（1）相同点　汗管瘤和粟丘疹均属于与遗传有关的皮肤良性肿瘤，好发于眼睑周围；皮损为坚实丘疹样改变；均无自觉症状。

（2）不同点　汗管瘤好发于青年女性，为皮色、淡黄色或褐色的扁平丘疹，可群集但不融合，常对称分布，挤压无坚实的白色角质样球形颗粒；粟丘疹可发生于任何年龄，皮损呈乳白或黄白色、针头至米粒大小的坚实性球形丘疹，表面光滑，顶部尖圆，无融合，上覆极薄表皮，可挤压出坚实的白色角质样球形颗粒。

2. 粟丘疹与扁平疣

（1）相同点　扁平疣和粟丘疹的皮损均为丘疹样改变，表面光滑，质硬；均无自觉症状。

（2）不同点　扁平疣多见于青少年，皮损为好发于颜面、手背、前臂等部位的扁平丘疹，浅褐色或皮色，数目较多，对称分布，可自愈，但易复发；粟丘疹可发生于任何年龄，皮损呈乳白或黄白色、针头至米粒大小的坚实性球形丘疹，可挤压出坚实的白色角质样球形颗粒，治愈后不复发。

四、治疗指导

本病为良性病变，一般无自觉症状，通常不需治疗。影响美观时，可采取局部治疗的方法，即以75%酒精消毒，用针挑破丘疹表面的皮肤，再挑出白色颗粒即可。

五、美容养护指导

1. 家居工作日常皮肤养护

面部长有少量粟丘疹并不影响皮肤的日常养护，应注意的是对于长有粟丘疹的部位不要用力揉搓、挤压，以免造成其周围皮肤的炎症反应。平时应注意皮肤的清洁，不要长时间使用浓重眼影等彩妆产品，以免造成肌肤干燥脆弱，以及眼周肌肤出现极微小的、肉眼无法察觉的伤口，导致粟丘疹的发生。

2. 美容会所皮肤美容调治

对于长有粟丘疹的部位不要用力点按，更不要过多使用磨砂膏、去角质产品等，这样易使肌肤受损而出现极细小的伤口。对于部位深在的粟丘疹不要过早刺破皮肤取出，以免造成其周围皮肤的明显损伤，尤其在眼周部位。当明显看到粟丘疹内的白色颗粒时，采取局部治疗即可。

六、预防指导

粟丘疹一般无自觉症状，不影响身体健康。影响美观时，放松心情，积极采取正确的方法治疗，不可滥用药物或皮肤腐蚀剂，以免造成不必要的伤害。

> |知识链接|　**胶样粟丘疹**
>
> 胶样粟丘疹又称胶样假性粟丘疹或皮肤胶样变性。病因不明，可能与长期日晒有关，其发生还可能和长期接触某些化学物质如苯、氢醌有关。表现为淡黄色或棕黄色的多发、质韧、孤立的半透明丘疹，亦有报道皮损呈蓝色，好发于面部、耳部、颈部和手背部等暴露部位，偶见于非暴露部位，如腰部。本病分为幼年型胶样粟丘疹（JCM）、成人型胶样粟丘疹（ACM）、结节性胶样变性（NCD）及色素性胶样粟丘疹（PCM）。胶样粟丘疹为良性囊肿，可发生于任何年龄，亦可由外伤或疾病而引

起，一般分为儿童型及成人型。本病尚无特效治疗药物，需避免暴晒。皮损少者，可采用液氮冷冻、磨削术或长脉冲Er：YAG激光治疗。另外，可口服小剂量的羟氯喹和大剂量的维生素C治疗。

第七节　瘢痕疙瘩

瘢痕疙瘩是由皮肤损伤后结缔组织过度增生和透明变性所导致的皮肤良性肿瘤，是一种具有持续性强大增生力的瘢痕，其隆出正常皮肤，形状不一，色红质硬，多感奇痒难忍或针刺样疼痛。一般多见于30岁以下正处于皮肤张力强、代谢旺盛、激素分泌活跃时期的青壮年。由于其向四周正常皮肤呈蟹足样浸润，中医学称之为"蟹足肿"或"巨痕症""肉蜈蚣"等。

一、病因病理

本病常见于瘢痕体质的患者，与皮肤损伤的轻重程度无明显关系，轻微外伤或炎症都可形成瘢痕疙瘩。瘢痕疙瘩主要由大量致密的较粗的并呈旋涡状不规则排列的胶原纤维束所构成。其生成是由于在皮肤损伤愈合过程中，胶原合成代谢功能失去正常的约束控制，持续处于亢进状态，以致胶原纤维过度增生。造成这种异常状况的原因有全身性因素和局部性因素，其中全身性因素起主要作用。全身性因素如特异性身体素质，即瘢痕体质，表现出遗传的特点；种族的差异对瘢痕疙瘩的生成也有影响，据某些统计表明，深肤色较浅肤色人种的瘢痕疙瘩的发生率高6~9倍，因此认为与促黑素细胞激素的异常代谢有关。局部性因素包括各类原因引起的皮肤损伤，如蚊虫叮咬、预防接种、打耳洞、文眉、针刺伤等。总之，瘢痕疙瘩的生成比较复杂，确切病因尚待进一步研究。

二、诊断

1. 发病部位

瘢痕疙瘩好发于胸前、上臂和后背等处。

2. 损美体现

（1）皮损特点　多见于成年人，好发于胸部，亦常见于背部、肩部和四肢。皮疹初起为小而坚硬的红色丘疹，缓慢增大，出现圆形、椭圆形或不规则形的坚硬扁平隆起，超过原损害范围，呈蟹足状向外伸展，边界清楚，表面光滑发亮，无毛发生长（图11-9）。

（2）伴随症状及病程　早期进行性皮损色红而有触痛，橡皮样硬度，表面常有毛细血

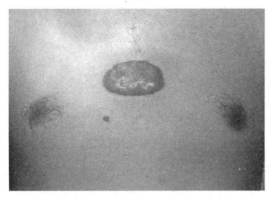

图11-9　瘢痕疙瘩

管扩张。静止期皮损颜色浅淡，质地坚硬，缺乏自觉症状。少数皮损达到一定程度后可变软、缩小、变平，最后变成萎缩性瘢痕。发生于关节处的严重皮损可影响肢体功能；发生于面部者，影响口眼活动，甚至毁容。

本病有特殊的好发部位，或有明确的外伤史、手术史，为坚硬瘢痕状肿瘤，呈蟹足状，诊断不难。

3. 美学分析与审美评价

瘢痕疙瘩多数呈蟹足状生长，发生在面部者，破坏了面部的形式美及皮肤结构美，不仅给患者带来生理上的痛苦，而且造成心理上的自卑感。

三、鉴别诊断

1. 瘢痕疙瘩与增生性瘢痕

（1）相同点　增生性瘢痕和瘢痕疙瘩均隆起于皮肤表面，呈瘤状增生，表面光滑、坚韧，皮色红润发亮，痒痛难忍。

（2）不同点　增生性瘢痕无蟹足状生长，不超出外伤皮损，周围正常组织不受侵犯，约6～12个月后有自然衰退趋势，手术后很少复发；瘢痕疙瘩呈蟹足状向外伸展，超过原损害范围，发生于关节处的严重皮损可影响肢体功能，手术后易复发。

2. 瘢痕疙瘩与纤维瘤

（1）相同点　纤维瘤和瘢痕疙瘩均为隆起于皮面的结节样改变，表面光滑，质地坚韧，逐渐增大。

（2）不同点　纤维瘤无外伤后发生的特点，损害初期为针头至绿豆大小，呈半球形，组织病理学检查显示肿瘤为成纤维细胞与幼稚和成熟的胶原纤维组成，血管增生；瘢痕疙瘩继发生于外伤后，皮疹初起为小而坚硬的红色丘疹，缓慢增大，呈蟹足状向外伸展，组织病理学检查显示肿瘤由大量致密的较粗的并呈旋涡状不规则排列的胶原纤维束所构成。

3. 瘢痕疙瘩与纤维肉瘤

（1）相同点　纤维肉瘤和瘢痕疙瘩均高于皮肤表面，呈球形或分叶状的紫红色皮损。

（2）不同点　纤维肉瘤是原发于皮肤纤维组织的一种恶性肿瘤，表面容易破溃出血，呈糜烂状，常伴疼痛和局部皮肤麻木感；瘢痕疙瘩是由皮肤损伤后结缔组织过度增生和透明变性所导致的皮肤良性肿瘤，隆起于正常皮肤，无糜烂、出血，多痛痒难忍。

四、治疗指导

由于瘢痕疙瘩的发病机制尚不十分清楚，治疗方法虽然有多种多样，目前还缺乏十分理想的根除方法，并且治疗后复发率较高，尤其是青壮年。临床常用以下治疗方法。

1. 全身治疗

（1）N-乙酰羟脯氨酸　口服，每次100 mg，成人每日6次，3~6个月可使80%瘢痕疙瘩皮损变软、变平。

（2）胎盘组织液　肌内注射，一般每日或隔日注射一次，每次1～2mL，30次为1个疗程，每个疗程之间相隔1周。

2. 局部治疗

（1）瘢痕内激素封闭治疗　目前常用的注射药物有复方倍他米松和醋酸曲安奈德。注射时在药物中可加入1500U的透明质酸酶和适量2%的利多卡因。1～5岁儿童，最大剂量20mg；6～10岁儿童，最大剂量40mg。注射时严格掌握层次，只能将药物注入瘢痕疙瘩的实体内，严禁注入皮下或周围正常组织中。每周或1个月可重复1次，持续2～9次。注射次数和频率根据瘢痕的严重程度而定。

（2）放射治疗

① 浅层X射线放射治疗：是放射疗法中应用最广的一种，适用于早期病变，疗效较好。如时间较长，瘢痕已停止生长，放射疗法的效果则较差。由于放射对全身都有危害，对发育有抑制作用，年幼者和大面积的瘢痕疙瘩不宜使用。

② 放射性核素贴敷：如^{90}Sr-Y敷贴器，可以对于手术后瘢痕起到预防其增殖的作用，效果较好，防护方便。缺点是目前市场价格较高，不宜推广使用。

（3）激光治疗　可用CO_2激光治疗，本疗法适用于面积小的局限的瘢痕疙瘩，并且需配合药物注射法或放射疗法同时进行，单纯应用激光治疗效果不好，易复发。

（4）冷冻治疗　常用的冷冻剂是液氮，其应用方法有两种，一种是接触冷冻法，另一种是喷雾冷冻法。由于其疗效不好，目前临床已很少单独使用。

五、美容养护指导

1. 家居工作日常皮肤养护

尽量减少创伤，对创口减少刺激。注意科学清洁皮肤，减少粉刺、痤疮的发生，以避免形成瘢痕。洗面奶可选用爽肤类产品，能够很好地去除面部油垢。洁肤时在瘢痕表面轻轻滑动，不能用力揉搓，以防由于刺激产生痛痒的症状。对于瘢痕体质的患者，不要实施打耳洞、文眉、文眼线、文唇线等创伤性的美容治疗，以免损伤真皮，导致瘢痕增生，形成瘢痕疙瘩，造成不良后果。

2. 美容会所皮肤美容调治

建议到正规整形医院的瘢痕治疗科就医。

六、预防指导

① 瘢痕疙瘩是创伤的一种重要的并发症，因此要在瘢痕形成前、形成间尚未成熟阶段实施预防措施，去除各种造成瘢痕增生的因素，减少瘢痕的生长。故平时应注意防止创伤、烧烫伤、打耳洞、文眉等，以免损伤真皮。

② 注意饮食。多吃水果、蔬菜，尽量少吃油腻、辛辣食物和甜食，降低油脂分泌，可以减少毛孔阻塞，防止皮肤感染。

③ 起居要有规律，适量运动，睡眠应充足，戒除烟酒，减少对瘢痕疙瘩的刺激。

④ 正确认识瘢痕疙瘩产生的影响，保持心情舒畅。

| 案例分析 |

患者，女，28岁。

主诉：在面颊两侧及眼睑下的皮肤表面长有数个针尖大小乳白色坚硬颗粒10余年。

现病史：10多年来，患者自觉面颊两侧及眼睑下皮肤表面逐渐有针尖大小乳白色颗粒生长，病损处无异常感觉。

检查：面颊及两侧眼睑下见有多个孤立散在、针尖大小乳白色球形丘疹，触之坚硬，表面光滑，顶部尖圆，上覆极薄表皮，周围肤色正常，无红肿。

诊断：面部粟丘疹。

治疗指导：采用局部治疗方法。先清洁面部，以75%酒精消毒病损周围皮肤，用消毒粉刺针挑破丘疹表面的皮肤，挑出白色颗粒，再用消毒医用眼科小镊子取出包裹白色颗粒的囊膜，再次消毒。当天病损部位不能着水，以免感染。分次挑取。

美容指导：日常护肤时，对长有粟丘疹的部位不要用力点按、揉搓或挤压，以免造成其周围皮肤的炎症反应。护肤品选择清爽型水乳剂，皮损部位慎用或不用。

预防指导：不宜经常使用磨砂膏、去角质产品，不滥用药物或皮肤腐蚀剂；避免面部炎症或表皮损伤，预防汗腺受损或皮脂腺口堵塞。饮食宜清淡，补充维生素。

复习思考题

1. 色素痣的日常养护中应注意些什么？
2. 交界痣的恶变征象有哪些？
3. 简述粟丘疹的诊断要点。
4. 增生性瘢痕与瘢痕疙瘩如何鉴别？

附录 常用西药外用制剂

一、清洁消毒剂

1．3%硼酸溶液

组分：硼酸3.0，蒸馏水加至100.0。

用法用途：局部浸泡或湿敷。用于炎症性皮炎与湿疹等红肿渗出性皮肤病。

2．0.1%依沙吖啶溶液

组分：依沙吖啶0.1，蒸馏水加至100.0。

用法用途：局部浸泡或湿敷。用于炎症性皮炎与湿疹等红肿渗出性皮肤病。

3．氯化钠溶液

组分：氯化钠0.75，硼酸1.0，蒸馏水加至100.0。

用法用途：局部浸泡或湿敷。用于炎症性皮炎与湿疹等红肿渗出性皮肤病。

4．Burow溶液

组分：硫酸铝16.0，醋酸16.0，沉降碳酸钙7.0，蒸馏水加至100.0。

用法用途：加水稀释（1∶20），局部浸泡或湿敷。用途同硼酸溶液。

二、消炎止痒剂

1．酊剂和醑剂

（1）松柳酊

组分：松馏油10.0，水杨酸5.0，95%乙醇加至100.0。

用法用途：取适量涂于患处。主要用于神经性皮炎、慢性湿疹、银屑病。

（2）复方樟脑醑

组分：樟脑2.0，薄荷脑2.0，液化酚1.0，70%乙醇加至100.0。

用法用途：取适量涂于患处。主要用于皮肤瘙痒症、神经性皮炎。

（3）地塞米松搽剂

组分：地塞米松0.1，无水乙醇2.0，二甲基亚砜40.0，甘油15.0，95%乙醇加至100.0。

用法用途：取适量涂于患处。主要用于神经性皮炎、慢性湿疹。

2．霜剂

（1）10%尿素霜

组分：尿素10.0，冷霜加至100.0。

用法用途：涂于患处。主要用于鱼鳞病、慢性湿疹。

（2）去炎霜

组分：曲安奈德0.25，氯霉素2.0，冷霜加至100.0。

用法用途：取适量涂于患处。主要用于亚急性湿疹、接触性皮炎。

（3）复方硫黄洗剂

组分：沉降硫黄5.0，10%樟脑醑10.0，甘油10.0，硫酸锌1.0，蒸馏水加至100.0。

用法用途：取适量涂于患处。主要用于疥疮、酒渣鼻、痒疹、虫咬皮炎。

（4）库氏洗剂

组分：樟脑0.5，沉降硫黄6.0，阿拉伯胶1.0，蒸馏水40.0，玫瑰水0.05，乙醇适量，氢氧化钙水加至100.0。

用法用途：取适量涂于患处。主要用于疥疮、酒渣鼻、痒疹、虫咬皮炎。

3. 糊剂

（1）氧化锌糊

组分：氧化锌25.0，淀粉25.0，凡士林50.0。

用法用途：涂于患处。用于亚急性皮炎、湿疹。

（2）脓疱疮糊

组分：呋喃西林0.5，硫黄10.0，鱼石脂10.0，氧化锌20.0，滑石粉20.0，凡士林加至100.0。

用法用途：取适量涂于患处。主要用于疱疮。

（3）甲紫糊

组分：甲紫1.0，甘油9.0，氧化锌25.0，淀粉25.0，羊毛脂12.5，凡士林加至100.0。

用法用途：取适量涂于患处。主要用于脓疱疮或其他皮肤感染。

（4）复方松馏油糊

组分：氧化锌10.0，松馏油10.0，液化酚1.0，淀粉30.0，凡士林加至100.0。

用法用途：取适量涂于患处。用于湿疹、银屑病。

4. 冻疮软膏

组分：樟脑3.0，硼酸5.0，甘油5.0，凡士林加至100.0。

用法用途：取适量涂于患处。主要用于冻疮（未破溃）。

三、抗微生物剂

1. 抗细菌剂

（1）水氯酊

组分：水杨酸2.0，氯霉素2.0，95%乙醇加至100.0。

用法用途：取适量涂于患处。主要用于痤疮、毛囊炎。

（2）新霉素搽剂

组分：新霉素1.0，二甲基亚砜28.0，甘油15.0，蒸馏水加至100.0。

用法用途：取适量涂于患处。主要用于毛囊炎。

（3）呋喃西林霜

组分：呋喃西林5.0，十六醇160.0，十二烷基硫酸钠10.0，白凡士林400.0，蒸馏水加至1000.0。

用法用途：取适量涂于患处。主要用于毛囊炎、脓疱疮。

（4）复方依沙吖啶软膏

组分：依沙吖啶1.0，硼酸10.0，氧化锌10.0，蒸馏水2.0，羊毛脂15.0，凡士林加至100.0。

用法用途：取适量涂于患处。用于脓疱疮、毛囊炎。

2. 抗病毒剂

（1）阿昔洛韦霜

组分：阿昔洛韦3.0，单纯霜加至100.0。

用法用途：取适量涂于患处。主要用于单纯疱疹、带状疱疹。

（2）酞丁胺搽剂

组分：酞丁胺1.0，月桂氮酮2.0，甘油10.0，75%乙醇加至100.0。

用法用途：取适量涂于患处。主要用于单纯疱疹、带状疱疹、扁平疣、尖锐湿疣。

（3）5%氟尿嘧啶软膏

组分：氟尿嘧啶5.0，凡士林加至100.0。

用法用途：取适量涂于患处。主要用于扁平疣。

3. 抗真菌剂

（1）40%硫代硫酸钠溶液

组分：硫代硫酸钠40.0，蒸馏水加至100.0。

用法用途：与2%盐酸溶液先后外用。用于花斑癣、疥疮。

（2）2%盐酸溶液

组分：10%稀盐酸20.0，蒸馏水加至100.0。

用法用途：先用40%硫代硫酸钠溶液，5分钟后再用本溶液。取适量涂于患处。主要用于花斑癣、疥疮。

（3）克霉唑霜

组分：克霉唑20.0，硬脂酸120.0，司盘60 60.0，吐温60 100.0，蒸馏水加至720.0。

用法用途：取适量涂于患处。主要用于头癣、体癣、手足癣等。

（4）复方苯甲酸软膏

组分：苯甲酸12.0，水杨酸6.0，凡士林加至100.0。

用法用途：适量涂于患处。主要用于手足癣（鳞屑角化型）。

（5）水杨酸乳酸软膏

组分：水杨酸12.0，乳酸6.0，凡士林加至100.0。

用法用途：取适量涂于患处。主要用于甲癣、掌跖角化症。

四、抗寄生虫剂

1. 百部酊

组分：百部25.0，75%乙醇加至100.0，浸泡7～10天后滤渣外用。

用法用途：取适量涂于患处。主要用于疥疮、虱病。

2. 10%硫黄霜

组分：硫黄粉10.0，冷霜加至100.0。

用法用途：适量涂于患处。用于疥疮、脂溢性皮炎。

五、腐蚀剥脱剂

1. 维A酸霜

组分：维A酸0.05～0.1，单纯霜加至100.0。

用法用途：外涂患处。用于痤疮、鱼鳞病、银屑病。

2. 10%尿素霜

组分：尿素10.0，冷霜加至100.0。

用法用途：取适量涂于患处。主要用于鱼鳞病、掌跖角化症。

3. 30%冰醋酸溶液

组分：冰醋酸30.0，蒸馏水加100.0。

用法用途：取适量涂于患处。用于甲癣。

4. 30%三氯醋酸溶液

组分：三氯醋酸30.0，蒸馏水加至100.0。

用法用途：取适量涂于患处。主要用于扁平疣、雀斑。

六、收敛止汗剂

1. 福尔马林溶液

组分：40%甲醛溶液10.0，蒸馏水加至100.0。

用法用途：外涂患处。用于手足多汗症、跖疣。

2. 治多汗搽剂

组分：甲醛溶液5.0，石炭酸2.0，75%乙醇50.0，蒸馏水加至100.0。

用法用途：取适量涂于患处。主要用于手足多汗症。

3. 复方乌洛托品粉

组分：水杨酸2.0，乌洛托晶5.0，枯矾5.0，硼酸10.0，滑石粉加至100.0。

用法用途：共研细末，外用撒布。主要用于手足多汗症、间擦性足癣。

七、保护润滑剂

1. 粉剂

（1）扑粉

组分：氧化锌25.0，淀粉25.0，滑石粉50.0。

用法用途：共研细末，外用撒布。主要用于急性皮炎、湿疹、间擦疹等无渗出者。

（2）痱子粉

组分：水杨酸2.0，明矾5.0，硼砂5.0，薄荷脑1.0，氧化锌43.0，滑石粉加至100.0。

用法用途：共研细末，外用撒布。主要用于痱子。

（3）腋臭粉

组分：氧化镁30.0，碳酸氢钠100.0，淀粉5.0，薰衣草油1.0，滑石粉加至300.0。

用法用途：共研细末，外用撒布。主要用于臭汗症。

2. 洗剂

（1）炉甘石洗剂

组分：炉甘石15.0，氧化锌5.0，甘油5.0，蒸馏水加至100.0。

用法用途：用前振荡，涂患处。主要用于荨麻疹、急性皮炎无渗出者。

（2）白色洗剂

组分：硫酸锌4.0，硫酸钾10.0，升华硫10.0，蒸馏水加至100.0。

用法用途：用前振荡，涂患处。主要用于痤疮、酒渣鼻。

3. 油剂

（1）氧化锌油

组分：氧化锌25.0，花生油75.0。

用法用途：用前振荡，涂患处，湿敷间隔时外涂。主要用于急性渗出性皮炎。

（2）水杨酸油

组分：水杨酸3.0，蓖麻油20.0。

用法用途：用前振荡，涂患处。用于软化清除创面厚痂。

4．软膏

（1）单软膏

组分：含水羊毛脂50.0，凡士林50.0。

用法用途：取适量涂于患处。用于护肤、防裂。

（2）复方羊毛脂软膏

组分：羊毛脂5.0，石蜡10.0，凡士林加至100.0。

用法用途：取适量涂于患处。用于护肤、防裂。

（3）5%硼酸软膏

组分：硼酸5.0，凡士林加至100.0。

用法用途：取适量涂于患处。润滑、保护皮肤，软化痂皮。

（4）5%黑豆馏油软膏

组分：黑豆馏油5.0，羊毛脂10.0，凡士林加至100.0。

用法用途：取适量涂于患处。用于慢性湿疹。

（5）20%氧化锌软膏

组分：氧化锌20.0，凡士林加至100.0。

用法用途：取适量涂于患处。用于亚急性湿疹。

（6）鱼肝油软膏

组分：鱼肝油20.0，羊毛脂5.0，凡士林加至100.0。

用法用途：取适量涂于患处。用于鱼鳞病、慢性湿疹。

八、润肤护肤剂

1．单纯霜（此基质为阴离子型，滋润、保护皮肤，可加入非极性药物）

组分：硬脂酸150.0，羊毛脂20.0，液体石蜡220.0，三乙醇胺40.0，甘油50.0，蒸馏水520.0。

用法用途：取适量涂于患处。滋润、保护皮肤。

2．冷霜

组分：玫瑰油5.0，白蜡80.0，羊毛脂80.0，十六醇100.0，白凡士林140.0，液体石蜡360.0，司盘80 10.0，硼砂7.0，蒸馏水加1000.0。

用法用途：取适量涂于患处。滋润保护皮肤。可作为基质加入其他药中。

3．维生素E霜

组分：维生素E 10.0，十六醇50.0，硬脂酸100.0，吐温80 20.0，三乙醇胺10.0，甘油50.0，白凡士林50.0，尼泊金乙酯1.0，液体石蜡50.0，蒸馏水加至1000.0。

用法用途：取适量涂于患处。滋润保护皮肤。

九、养发护发剂

1. 生发搽剂

组分：水合氯醛3.0，蓖麻油5.0，奎宁酊20.0，75%乙醇加至100.0。

用法用途：取适量涂于患处。用于头皮脂溢性皮炎、脂溢性脱发。

2. 头皮搽剂

组分：水杨酸3.0，蓖麻油5.0，玫瑰油0.2，95%乙醇加至100.0。

用法用途：外涂患处。用于头皮干性皮脂溢出。

3. 米诺地尔搽剂

组分：米诺地尔30.0~50.0，丙二醇100.0，75%乙醇加至700.0，蒸馏水加至1000.0。

用法用途：取适量涂于患处。主要用于斑秃、男性型脱发。

4. 氮芥酊

组分：氮芥0.5，95%乙醇加至1000.0。

用法用途：取适量涂于患处。用于斑秃、全秃，需新鲜配制。

十、防晒剂

1. 二氧化钛霜

组分：二氧化钛10.0，冷霜加至100.0。

用法用途：取适量涂于患处。主要用于防晒。

2. 10%对氨基苯甲酸霜

组分：对氨基苯甲酸10.0，冷霜加至100.0。

用法用途：取适量涂于患处。主要用于防晒。此外，10%水杨酸苯酯霜、甲基嘧啶霜等均具防晒作用。

十一、脱色剂

1. 氢醌霜

组分：氢醌3.0，无水亚硫酸钠1.0，冷霜加至100.0。

用法用途：取适量涂于患处。主要用于黄褐斑、雀斑、炎症后色素沉着。

2. 复方氢醌霜

组分：氢醌3.0，维A酸0.1，地塞米松0.05，无水亚硫酸钠1.0，冷霜加至100.0。

用法用途：同氢醌霜。此外，2%曲酸霜、20%壬二酸霜、10%过氧化氢溶液具有脱色作用。

十二、着色剂

1. 补骨脂酊

组分：补骨脂30.0，75%乙醇100.0。

用法用途：补骨脂捣碎，加乙醇浸泡1周，滤渣外涂。主要用于白癜风、斑秃。

2. 三季红酊

组分：三季红（夹竹桃）100.0，75%乙醇400.0。

用法用途：浸泡7天后滤渣外涂。用于白癜风。

3. 氮芥乙醇搽剂

组分：氮芥0.05，异丙嗪0.025，95%乙醇加至100.0。

用法用途：取适量涂于患处。用于白癜风。

十三、脱毛剂

50%硫化钡糊

组分：硫化钡50.0，氧化锌25.0，小麦粉25.0。

用法用途：使用时用少量水调成糊状，涂于毛根部，5～10分钟后用温水洗净。主要用于多毛症或除去病发。

（注：药方内计量单位，固体为g，液体为mL。）

参考文献

[1] 张其亮. 美容皮肤科学 [M]. 北京：人民卫生出版社，2003.

[2] 何黎，郑志忠，周展超. 实用美容皮肤科学 [M]. 北京：人民卫生出版社，2018.

[3] 温树田. 美容皮肤科学基础 [M]. 北京：高等教育出版社，2006.

[4] 郑荃. 美容皮肤治疗技术 [M]. 北京：科学出版社，2006.

[5] 乔国华. 现代美容实用技术 [M]. 北京：高等教育出版社，2005.

[6] 裴名宜. 美容医疗技术 [M]. 北京：科学出版社，2006.

[7] 陈洪铎. 皮肤性病学 [M]. 北京：人民卫生出版社，2003.

[8] 朱文元，陈力. 2005美容皮肤医学新进展 [M]. 北京：人民卫生出版社，2005.

[9] 侯在恩，吴月兰. 美容实用诊断学 [M]. 北京：人民军医出版社，2002.

[10] 张凤翔，丁克祥. 现代实用美容学 [M]. 北京：中国科学技术出版社，2004.

[11] 张晓梅. 美容师 [M]. 北京：中国劳动社会保障出版社，2006.

[12] 傅杰英. 皮肤病调养与护理 [M]. 北京：中国中医药出版社，2004.

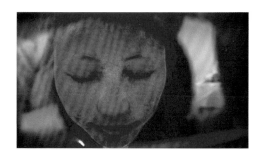

彩图3-1　伍氏灯皮肤检测

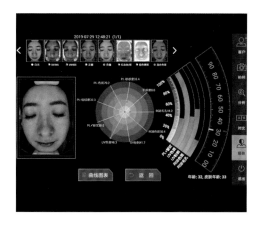

彩图3-3　皮肤检测分析

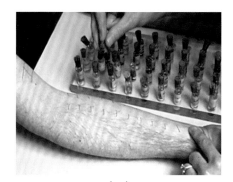

（a）

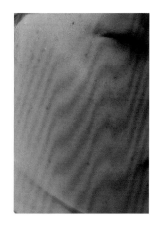

彩图5-2　敏感性皮肤

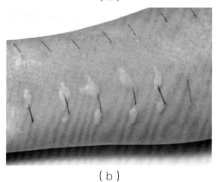

（b）

彩图3-4　皮内试验

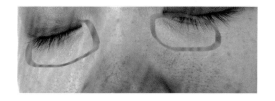

彩图5-3　黑眼圈

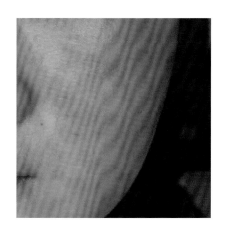

彩图6-1　化妆品接触性皮炎

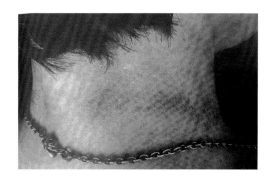

彩图7-1　原发性刺激性接触性皮炎

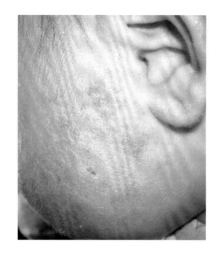

彩图7-2　急性湿疹

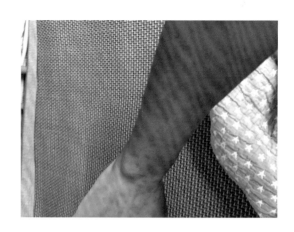

彩图7-3　急性荨麻疹

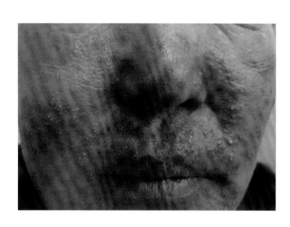

彩图7-4　激素依赖性皮炎

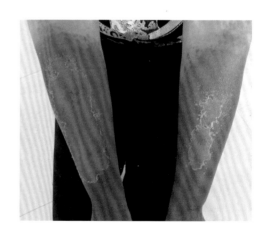

彩图8-1　日光性皮炎

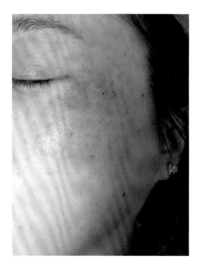

彩图9-1　黄褐斑

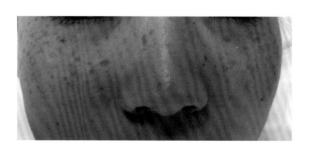

彩图9-2　雀斑